北京协和医院医疗常规

北京协和医院 编

人民卫生出版社

北京协和医院医疗常规

药剂科

工作常规

主　编　梅　丹

编　者　（以姓氏笔画为序）

王　彪　王　强　王德志　史亦丽　巩　红　朱　珠
朱　莹　朱景龙　刘　梅　刘建茹　闫俊华　闫雪莲
汤　培　杜小莉　李　鹏　李大魁　李英涛　李建涛
李树明　杨晓颖　吴　斌　张　凡　张　波　张　谦
张伟琪　张继春　张翠莲　赵　彦　赵　彬　赵　静
赵惠生　袁玉辉　郭　祥　唐　彦　梅　丹　常　涛
韩　颖　程颖慧

人民卫生出版社

图书在版编目（CIP）数据

药剂科工作常规/北京协和医院编著. —北京：人民卫生出版社，2012.3
（北京协和医院医疗常规）
ISBN 978-7-117-15398-0

Ⅰ.①药… Ⅱ.①北… Ⅲ.①药剂人员-工作-规范-北京市 Ⅳ.①R94-65

中国版本图书馆CIP数据核字（2011）第273699号

门户网：www.pmph.com 出版物查询、网上书店
卫人网：www.ipmph.com 护士、医师、药师、中医师、卫生资格考试培训

药剂科工作常规

编　　著：北京协和医院
出版发行：人民卫生出版社（中继线 010-59780011）
地　　址：北京市朝阳区潘家园南里19号
邮　　编：100021
E - mail：pmph @ pmph.com
购书热线：010-67605754　010-65264830
　　　　　010-59787586　010-59787592
印　　刷：三河市尚艺印装有限公司
经　　销：新华书店
开　　本：710×1000　1/16　　印张：11
字　　数：209千字
版　　次：2012年3月第1版　　2017年7月第1版第2次印刷
标准书号：ISBN 978-7-117-15398-0/R·15399
定　　价：22.00元
打击盗版举报电话：010-59787491　E-mail：WQ @ pmph.com
（凡属印装质量问题请与本社销售中心联系退换）

序

医疗质量是医院永恒的主题，严格执行诊疗常规和规范各项操作是医疗质量的根本保证。2004年，我院临床各科专家教授集思广益，编写出版了《北京协和医院医疗诊疗常规》系列丛书（以下简称《常规》），深受同行欢迎。《常规》面世7年以来，医学理论和临床研究飞速发展，各种新技术、新方法不断应用于临床并逐步成熟，同时也应广大医务人员的热切要求，对该系列丛书予以更新、修订和再版。

再版《常规》丛书沿袭了第一版的体例，以我院目前临床科室建制为基础，扩大了学科覆盖范围。各科编写人员以“三基”（基本理论、基本知识、基本技能）和“三严”（严肃的态度、严密的方法、严格的要求）的作风投入这项工作，力求使《常规》内容体现当代协和的临床技术与水平。

该丛书再版正值北京协和医院九十周年华诞。她承载了协和人对前辈创业的感恩回馈、对协和精神的传承发扬、对社会责任的一份担当。我们衷心希望该丛书能成为业内同道的良师益友，为提高医疗质量，保证医疗安全，挽救患者生命，推动我国医学事业发展作出贡献。对书中存在的缺点和不足，欢迎各界同仁批评指正。

赵玉沛

2011年9月于北京

目录

第一篇　制　　度

第二篇 操作规程

第一篇 制 度

第一章 院级药事管理制度

第一节 药事管理与药物治疗学委员会职责

一、药事管理与药物治疗学委员会的组成及会议制度

1. 药事管理与药物治疗学委员会(简称“药事会”)由院长担任主任委员，主管院长、医务处处长、药剂科主任、临床药理中心主任为副主任委员，药剂科副主任为秘书。全院在职正高、副高职称医师和在院工作的退休教授共同组成委员(专家库)。

2. 药事管理与药物治疗学委员会原则上每季度或每半年召开一次会议，具体视情况而定。

二、药事管理与药物治疗学委员会的职责

1. 贯彻执行医疗卫生及药事管理等有关法律、法规、规章，审核制定本机构药事管理和药学工作规章制度，并监督实施。

2. 制定本机构药品处方集和基本用药供应目录。

3. 推动药物治疗相关临床诊疗指南和药物临床应用指导原则的制定与实施，监测、评估本机构药物使用情况，提出干预和改进措施，指导临床合理用药。

4. 分析、评估用药风险和药品不良反应、药品损害事件，提供咨询与指导；关注药品的质量与用药安全，及时将有关信息通报临床。

5. 建立药品遴选制度，审核本机构临床科室申请的新购入药品，调整药品品种或者供应企业以及申报医院制剂；评价药物的临床疗效与安全性，淘汰或暂

停不适用的品种和制剂。

6. 监督、指导麻醉药品、精神药品、医疗用毒性药品及放射性药品的临床使用与规范化管理。

7. 对医务人员进行有关药事管理法律法规、规章制度和合理用药知识教育培训；向公众宣传安全用药知识。

第二节 关于临时申购药品的管理办法（201106 版）

临时申购（简称“临购”）药品是指未经医院药事会审批的临床急需药品。依据医院药事管理制度，对虽已上市但尚未进入我院用药目录的药品一般不常规购入，但针对临床某些特殊情况，可经过单独申请和批准临时申购。

1. 临时申购原则上仅限高干病区和 ICU 抢救用药。

2. 各临床科室需根据临床实际情况，经过认真研究，综合考虑各项因素，慎重提出申请；逐项认真填写《北京协和医院临时申购药品审批表》（见表 2-1-4），应重点写明临床使用紧迫性和必要性、不可替代的理由。

3. 具体流程 见第二篇中第一章的第二节“临时申购药品规程（201106 版）”。

4. 申请科室的科主任应定期组织人员对临时申购的药品进行评估，如是否符合临床路径或治疗指南、有无循证依据或共识支持等，并上报药事会（简称“上会”）。

5. 药事会和纪委将不定期对相关科室的临购情况进行院内公示（展板和局域网）。同时也将邀请非申请人所在科室外的专家 3~5 人对一段时间内的《北京协和医院临时申购药品审批表》（表 2-1-4）进行评估，对用药是否妥当及合理性给出书面意见，在药事会上通报。

第三节 药品品种暂停使用制度（201106 版）

1. 随着新药品种、规格的不断增加，为保证药品质量、促进临床合理用药，减少药品的库存和积压，减少差错和医疗纠纷的发生，药品的品种应保持在一个合理的数量范围内。

2. 药事会不定期讨论暂停品种，有下列情况之一者列为暂停品种：

（1）国家法规明令禁止的品种、临床出现严重不良反应、严重质量问题的品种立即停止销售并报告主管院长。

（2）非临床必需、且有替代的长期库存不用的品种，指：

1）一年内出库记录≤200 个最小包装者，或上报药事会批准后仅采购使用一个批次。

2) 库存积压指标——半年不出库，或出库到调剂室后因无人使用被退回的品种。

(3) 经营手段不当的品种，特别是促销决定用量（如更换医药代表引起使用量大起大落）的品种。

(4) 北京市医药集中采购服务中心公布的中标目录外的品种。已被暂停品种如需再用，需履行重新上报药事会申请手续。

3. 药品暂停原则及方式

(1) 每年定期公布新药申请人名单、申请的品种数、通过药事会审评批准进入医院的数目、年或月用量及被淘汰的品种数。

(2) 暂停使用的品种采用协商方式，根据制度由各科自动提出或由药剂科提供数据，交给相关科室主任组织讨论，结果报药事会讨论决定。

(3) 同类别药品采取进一出一的原则，根据临床实际需要，如新品种比老品种具显著优点，则淘汰老品种。

(4) 药品规格过多，容易造成混淆和差错，对于多种规格的品种，在满足临床需求情况下采用少而精的原则。形似及音似的药品选择时宜少不宜多，以减少发药、用药时可能出现差错的风险。

第四节　药品品种更新评审原则（201106 版）

用药品种是代表我院临床治疗水平的标志之一。为保持其科学性、先进性、经济性和公平性，特制定药事会的药品品种更新评审原则。

1. 对提高临床治疗水平有重大意义的创新药，优先选用。

2. 同一类药　根据临床实际需要，品种保持合理数量，申请的新品种与老品种相比，必须有显著优点，同类药中采取进一出一的原则。

3. 仿制药　在有效性和安全性与原开发厂产品相同的条件下，遵循卫生部一品两规的要求，原开发厂产品和仿制品品种最多各一种的原则，根据质量、价格、GMP 状况、服务和公平的原则选择某一品牌。如同一品种多家生产，由药剂科根据择优原则提出具体厂牌并通知药事会。

4. 复方制剂　以起主要作用的成分通用名来算一品两规，如头孢 ** + 不同的酶抑制剂以头孢 ** 来计。

5. 对不同发酵菌或不同生物合成工艺制备，不同盐、酯、糖基、酸根等修饰的药品，按临床有效的原则，对临床无治疗差异的药品以母体化合物通用名为主要考虑因素，选择最佳的品种，以避免因类似效应而引入过多无序产品。如盐酸 ×× 沙星或甲磺酸 ×× 沙星等，以母体 ×× 沙星计。

6. OTC 品种不宜过多、过滥，基本满足需要即可。

7. 中成药 同西药管理模式，也需不定期评价和淘汰不适用的品种。

8. 所有要求新增入医院处方集的药品都必须填写申请表（详见表 2-1-1）并履行相关程序（详见第二篇中第一章的第一节“新药申请及审批流程”）。

第五节 同品种药品切换制度（201106 版）

近年来，因资源的短缺、行业标准的改变，以及因市场机制、国家药物政策、行政执法监督、招标和市场管理等原因引发的药品短缺经常出现，甚至因一些临床必需药品发生短缺而影响抢救和治疗的事件时有发生。因招标、厂家停产、药品质量、价格、主动召回等原因，导致我院在用药目录中的临床必需药品出现缺货的事件已发生过几十起，需要从中标目录中选择不同厂家的同品种药品进行替代。因不同厂家的制药工艺和药品质量不同，为保证临床用药的安全性，结合药品的种类及用药特点来制定有关替代时切换的制度是非常必要的。

1. 当药库上报缺货时，由药剂科负责人启动同品种切换程序，向药事会递交请示，情况紧急或无法等到药事会开会的情况下直接报医务处和主管院长，经批准后即行替代，必要时可与主要用药科室的主任、药剂科临床药学组药师共同讨论后确定替代治疗药。

2. 切换原则与程序 原用药因停产、或不面向中国市场、或更新注册文号待批准等原因无法供应时，药品采购员先从北京市医药集中采购服务中心采购库中搜索其他厂家的同品种产品，列出，以供选择。

（1）一般口服制剂或外用制剂：原则上由药剂科根据经验尽量选择有信誉的老药厂或有其他产品在我院使用的药厂作为替换厂家，请示获批准后即可由药剂科采购，并及时在局域网以药品快讯的形式通知全院。

（2）高风险品种：高风险品种主要指注射剂（包括化学药品注射剂、中药注射剂）、多组分的天然药物制剂、生物制品、大容量注射剂、复方制剂、剂量或工艺变更大的缓控释制剂等。

这些品种存在不同厂家生产工艺不同以及为通过审核标准做一些原料、辅料、包材等方面的改进的情况，但一些厂家不能提供生物等效性或临床试验报告。这些“变更”和不确定性可能给临床用药安全带来风险。因此建议在进行切换前要求厂商提供药品质量标准及一定量的样品及其检验报告书，其中一部分药品送交临床试用，具体方案可由药理中心依照临床试验的方式进行管理，主要目的是考察安全性；另外一部分药品送交药剂科进行质量核查，以避免或减少不良事件（如亮菌甲素、甲氨蝶呤等）的发生，给患者和医院安全带来不必要的麻烦。

主要使用科室进行必要的试用和安全性观察后，做出可替换或不可替换的结论，负责临床试验的科室主任签字后由临床药理中心返回药剂科，药剂科汇总安全性考察和质量核查报告后报送医务处和主管院长批准后，再行正式切换和常规采购。

第六节 新制剂品种审定和申报制度

1. 临床科室需用的新制剂应先与药剂科主任协商后，填写《新制剂申请单》，经院药事会同意后方可由药剂科研制。

2. 药剂科药学研究室结合临床要求，参考国内外相关文献材料、新制剂研制规范及要求、标准、本院制剂的操作规范和实际情况，设计处方，试制新制剂小样。

3. 在制备的同时建立质控方法并开始着手进行稳定性考察工作，在确定初步的处方后试制小样，同时配合用药医师观察该制剂临床应用情况，按需进行必要的调整。若含麻醉、精神药品时，应遵守麻醉药品管理有关规定，并进行必要的毒理、药理试验，否则不能直接用于临床。

4. 按北京市药品监督管理局新制剂申报的要求进行新制剂的申报工作。

5. 新制剂用于临床后，要密切观察疗效、不良反应等，半年到一年后进行疗效评价并由临床科室填写评价单。

6. 药剂科与临床科室共同组织评价该制剂的全面情况。

7. 在取得药监部门制剂批准文号后，正式定为本院制剂。

8. 在各项手续完备，且处方工艺等成熟后，转到制剂室生产。

第七节 “药品说明书之外的用法”管理规定(201106 版)

1. “药品说明书之外的用法”是指药品使用的适应证、给药方法或剂量不在国家食品药品监督管理局批准的药品说明书之内。其具体含义包括适应证、使用人群、给药剂量或给药途径等与药品说明书内容不同。

2. “药品说明书之外的用法”通常是经过广泛研究、已有大量文献报道的。随着临床证据的积累，某些“药品说明书之外的用法”可能会成为药品说明书中的用法。

3. 尽管“药品说明书之外的用法”在当前药物治疗中发挥着重要的作用，但它涉及医疗责任、伦理学、医保报销以及药品安全性和有效性等一系列问题。我国对“药品说明书之外的用法”尚无明确立法。为了保障患者得到有效治疗，同时规避医疗风险，根据国外相关资料，进行以下建议：

(1) 各临床科室由科主任负责对本科室范围内的“药品说明书之外的用法”进行全面的收集、整理和评价，上报医务处。各科可将“药品说明书之外的用法”分列成：国际权威指南规范级、国内学会指南级、学会专业组专家共识级3个档次。

(2) 医务处组织相关专家，从国内外临床试验，权威参考资料、指南或专家意见等方面，对上报的“药品说明书之外的用法”进行讨论和评价。

(3) 对于证据充分的“药品说明书之外的用法”，在医务处备案后，可在提出申请的科室内（或全院内或经申请科室专家会诊的科室）使用。备案材料在药剂科留存，以作为药师审方和点评处方的依据。

(4) 对于证据不充分或未经医务处备案的“药品说明书之外的用法”，临床科室在使用前须向医务处提出申请，医务处根据实际情况组织专家讨论。

(5) 在使用“药品说明书之外的用法”时，医师应告知患者可能获益和存在的治疗风险，必要时应让患者签署知情同意书。

(6) 若处方中含有“药品说明书之外的用法”，经医务处备案的则由医师签字并注明日期；未经备案的医师则应注明用药原因、签字并注明日期。

(7) 信息处协助在计算机开具处方或医嘱时实现“药品说明书之外的用法”进行系统提示和再签字功能。

(8) 随着循证医学的发展和临床安全性评价的深入，各专科应关注对已批准的“药品说明书之外的用法”的更新，需变更的及时上报医务处，中止某些不安全、不合理的用法，以保障患者用药安全，降低医院的医疗风险。

(9) 为降低医院的医疗风险，不允许为外地患者多带药，以及为规避医保限制等而采取在处方及出院带药医嘱上多开药、实际用量口头告知患者等操作，要求医嘱与用药标签标示的用法用量相一致；病历医嘱、出院带药领药单和出院诊断证明书上的用药剂量和用法须一致。如不遵守此规定，全部责任由开方医师个人承担。

第八节 药品不良反应报告制度(201106版)

1. WHO对药品不良反应的定义：为了预防、诊断、治疗疾病或改变人体的生理功能，人在正常用法用量情况下使用药品所出现的不期望的有害反应。

2. 不良反应包括药物的副作用、毒性作用、后遗反应、过敏反应、特异质反应、抗感染药物引起的二重感染、依赖性以及致癌、致畸、致突变作用等。

3. 为保证我院用药安全，全院医务人员都应重视药品不良反应的监测和报告。在我院应用的药品发生不良反应后，要及时报告药剂科或病人安全办公室。

药剂科负责全院药品不良反应资料的收集、管理、上报工作，并对药品不良反应病例进行整理分析，定期向院药事会及北京市药品不良反应监测中心上报。病人安全办公室与药剂科建立数据共享机制。

(1) 每个科室或病房设1~2名药品不良反应监管员，负责本科室或病房的药品不良反应上报工作。医师、护士和药师均应积极地注意在患者身上发生的药品不良反应。

(2) 接到不良反应报告后，积极调查并确定药品不良反应的发生。

(3) 由医师、护士或药师负责填写药品不良反应报告表，报告所有可疑的药品不良反应，特别是严重的药品不良反应和由新药引起的可疑的药品不良反应。

(4) 报告者应认真和详细填写表格中有关患者的资料，准确描述患者发生不良反应的过程和转归情况，以及患者合并用药的情况。

(5) 认真填写药品不良反应结果，并对原患疾病的影响和药品不良反应进行分析。

(6) 将完整的不良反应报告表格报告院药事会及北京市药品不良反应监测中心。

(7) 发生严重不良反应应在24小时内报告上级。

(8) 发生严重不良反应、需进行药物紧急封存时，医患双方应当共同对现场实物进行封存和启封，封存的现场实物由医院保管，需要检验的应当由医患双方共同指定的、依法具有检验资格的检验机构进行检验；有争议时由卫生行政部门指定。

(9) 如发现药品群体不良事件，应当积极救治患者，迅速开展临床调查，分析事件发生的原因，必要时可采取暂停药品的使用等紧急措施。

(10) 新入院的药品，提出申请的医师有责任并应积极报告该药品一年内发生的不良反应，如未发生不良反应，也需做零记录报告至药剂科。

(11) 我院为北京市药监局药品不良反应监测中心十家药物警戒站之一，发生药品不良反应后均应上报药剂科，由药剂科上报药监局药品不良反应监测中心。

(12) 医院设立药品不良反应报告奖励机制，医务处病人安全办公室统计不良事件报告数，对主动报告且报表合格的科室给予一定的奖励。

第九节　药物警戒站工作管理制度

1. 为实现对药品质量、不合理用药、药品不良反应等各种不安全因素的全面监测、综合分析和预警，逐步实现对“药品安全预警信号”早发现、早预防、早处理的工作目标，特制定本规定。

2. 本院实行药品安全预警强制报告制度，不良事件发生后，应在最短时间内详细报告，报告一般采取网络在线报告，对紧急、严重的突发药品不良事件采取电话报告、纸质书面报告等快速报告形式，对新发现的和罕见的、严重的和群发的药品不良事件，报告时限如下：

(1) 新发现的和罕见的药品不良事件：应自发现之日起7日内报告。

(2) 严重药品不良事件：应自发现之日起3日内报告。其中引起死亡的药品不良事件应自发现之时起24小时内报告，并于15日内提交死亡病例摘要或死亡病例讨论记录。

(3) 群体药品不良事件：应自发现以下药品不良事件之时起4小时内向国家药品不良反应监测中心电话报告。

1) 本单位在使用同一生产厂家、同一品种、同一批号药品的过程中，30日内累计发现2例以上(含2例)严重药品不良事件。

2) 本单位在使用同一生产厂家、同一品种、同一批号药品的过程中，30日内累计发现5例以上(含5例)一般药品不良事件。

3. 药品不良事件报告程序

(1) 当事科室应当在2个工作日内向医务处书面报告，造成死亡、伤残或重要器官功能损伤的严重不良事件应在事件发生后4小时内，应首先电话报告医务处或院总值班，并在事件发生后1个工作日内向医务处书面报告。

(2) 发生不良事件时，对患者负有主管责任的临床科室和不良事件发生所在科室均为当事科室，都有按照本管理规定报告的责任。当事人或科室应当向医务处或院总值班报告。

(3) 医务处接到不良事件和患者安全隐患报告后，应当及时组织专人协同临床医务人员进行调查、分析、归类，将不良事件和安全隐患的分析结果反馈报告科室，会同相关科室共同提出整改意见并监督整改意见的执行，改进医疗制度、管理体系和服务流程。

(4) 由药剂科将不良事件的讨论结果上报国家药品不良反应监测中心。

(5) 对由国家药品不良反应监测中心追溯回来的不良反应，应及时作出调查并上报医务处作相关处置。

4. 奖励与处罚措施

(1) 不良事件报告本身不会导致对当事人的处罚。除非患者投诉并导致赔偿的，按《北京协和医院医疗风险管理办法》执行。

(2) 发生不良事件不按照本规定报告的，负有报告责任的科室将被记录1次违规行为并纳入该科室的绩效考核，情节严重时可以追究当事人或科室负责人的行政责任。如果此不良事件将来发生赔偿，未按照本规定上报的科室就该事件按照《北京协和医院医疗风险管理办法》应承担的赔偿比例由10%调整为20%。

(3) 对于积极上报医疗隐患的科室和个人，应在绩效考核中给予激励。

5. 关注外部信息的发布，注意药监部门与卫生行政部门发布的本行政区域内发生的影响较大的药品群体不良事件的信号、调查和处理发现药品群体不良事件后应当积极救治患者，迅速开展临床调查，分析事件发生的原因，必要时可采取暂停药品的使用等紧急措施。注意药品不良反应监测机构的定期安全性更新报告（省级药品不良反应监测中心在每年的4月1日前、国家药品不良反应监测中心在每年7月1日前都会将上一年度国产药品和进口药品的定期安全性更新报告统计情况和分析评价结果报国家食品药品监督管理局和卫生部）。

第十节　捐赠药品管理制度

根据《中华人民共和国公益事业捐赠法》、《中华人民共和国药品管理法》、《医疗卫生机构接受社会捐赠资助管理暂行办法》（卫生部2007-04-06）及国家食品药品监督管理局《关于加强捐赠救灾药品和医疗器械监管工作的通知》（国食药监电[2008]20号）并参照世界卫生组织《捐赠药物指南》（guidelines for drug donations，revised 1999）制定。

1. 捐赠药品的院内审批和接受流程

(1) 捐赠可由院内外各部门、慈善机构或个人提出（但不接受匿名个人捐助），医务处按照法律、法规要求，对捐赠目的、药品用途、临床意义和捐赠人资质等进行评议和审核。审查合格后同意接受，双方或三方签署捐赠协议。

(2) 药剂科对捐赠药品相关质量文档（包括捐赠方药品生产许可证、GMP证书、药品注册证、企业法人营业执照、该批号捐助药品的质检报告及捐赠明细表等）进行验收和审核，并对样品进行登记。合格后方可分发。

(3) 按照捐赠协议，药库参考"库房工作制度"接收捐赠方的捐赠药品，双方签字以示验收完毕。受赠药品应按照其储存条件保存。然后按协议要求一次性发放给临床使用或通过药房发出。

(4) 医务处应当建立严格的资质审查要求、质量验收制度和分发记录，并指导、监督使用部门使用。

(5) 为临床科研目的的，课题开始前或捐赠药品使用前应报科研处初审，再交医务处审批，批准材料的复印件交药剂科备案。为医疗目的的，捐赠药品使用前应报医务处审批，批准材料的复印件交药剂科备案。为扶贫济困需要的，捐赠药品使用前应报社会工作部初审，再交医务处审批，批准材料的复印件交药剂科备案。材料交药剂科备案的目的是让药师获知除药库采购的药品外，尚在院内应用的其他药品，一旦有政府部门发布的药物警戒信息可及时通知使用部门。

(6) 捐赠药品用完后，项目负责人应到药剂科销案。

(7) 捐赠药品如申请进入医院处方集，应依照药事会流程办理。捐赠不得作为入院的手段之一。

2. 捐赠药品的资质控制

(1) 捐赠的药品，必须是经国家食品药品监督管理局批准生产或进口、获得批准文号或进口许可且符合质量标准的品种，有效期原则上应在6个月以上。

(2) 境外生产的捐赠药品，应为我国已批准注册的品种，该批号亦有口岸所签发文件或免检证明文件。境外捐赠药品必须经国家食品药品监管局批准，并持有国家局核发的《进口药品注册批件》。

(3) 捐赠的药品原则上不得销售，但依据捐赠协议：

1) 本院正在使用的、质量可靠的品牌药品：按市价销售收费，主要用于住院患者，个别品种用于门诊患者。所得款项归入医院正常收入。

2) 包装上有捐赠标志，无法出售的：免费给特殊、困难的患者使用，但使用前医师要请患者签署知情同意书。

3) 近效期和保健用药品，或我院未进的非处方药品：交保健科管理，直接用于本院医护人员，以节约职工医疗费用。

4) 已配发给患者的，但未使用的药品，为安全起见，不得再作为免费药品捐赠回药房或医院，除非是为了安全处理。

总之，捐赠药品的使用，既要考虑实现捐赠者的意愿，并要符合法律、法规要求，又要使捐赠药品得以合理使用、避免浪费。

(4) 捐赠药品的品种、数量，捐赠方应事先征得我院相关管理部门或使用部门同意。捐赠药品的药名、剂量和剂型应与受赠方的常用方式相似。

(5) 捐赠人对捐赠的药品的质量安全负责，每批捐赠药品均需提供药品的来源(国家或地区，进口口岸)、生产厂家，药品品名(包括通用名和商品名)、注册商标、剂型、规格、数量、批号、有效期、贮运条件及记录、捐赠单位、捐赠和接收的时间、地点、交接经手人等。

(6) 捐赠药品的院内质控，一般以核对质检部门报告为主，必要时由药检室或实验室抽样检测。对生物制品、血液制品、进口药品和注射剂等高风险品种更要慎重处理。

3. 捐赠药品的储存及发放管理

(1) 入库接收和数量清点：捐赠药品的接收应由捐赠方和受赠方的双方代表履行签字手续，同时接收捐赠药品清单和质量检验报告。由捐赠方和药库库管人员按照清单，对实物进行逐项清点和签收，因交接时间有限，可先做大包装的数量登记，待接管后再尽快打开包装详细记录，最好由2人核对签字。对冷链管理的捐赠药品要做好温度记录。有包装不完整或怀疑有质量问题者应登记或退还,防止毁损、变质的劣药流入医院。主要核对并记录的内容有:药品的来源(国家或地区)、药品的生产厂家,药品品名(包括通用名和商品名)、注册商标、规格、数量、批号和有效期等。核对登记过后的"捐赠药品明细单"应保存好,作为入库、审计及财务等部门审查的凭证。

(2) 受赠药品应按照其储存条件保存。

(3) 捐赠药品如由药剂科发放,库管人员按照协议发给相应的调剂室。

1) 由组长指定专人负责管理。药师核对数量、批号,按要求存放。

2) 建立账卡,记录收入药品数量,患者姓名、使用数量,余额,调剂药师签字等项目。

3) 与第三方监督单位(如中华慈善总会等)联系确定捐赠时间和被捐赠人的取药时间。

4) 捐赠药品需由特定医师使用手写处方开具。

5) 发药时,要在第三方在场监督的情况下进行。药师核对指定医师签字字样,对处方"四查十对"。核对用药人和代领人信息,包括身份证号、联系电话、家庭住址、用药数量、用药时间。处方、登记表分别由药师、第三方、患者签字。

6) 如果发放伴随捐赠药品的相关物品,如冰袋等,需记录数量,由患者签字。同时记录从患者回收的物品的数量,药师签字,并负责保存。

7) 处方分别由医院、第三方、患者三方保存。

8) 发药药师应仔细核对并填写患者基本信息手册,告之药品储存条件、用法等。

9) 对不符合捐赠条件的患者,药师应拒绝发药。

10) 相关处方、账卡、登记手册等由各执行部门单独存放,统一保管。至协议规定日期或药品使用结束 2 年后销毁,特殊药品的记录按法规要求处置。

(4) 捐赠药品如由临床发放,则药库库管人员按照协议将捐赠药品一次性或分次发放给项目负责人或管药护士后由该科室保管使用。临床科室应制订贮存、分发、使用计划,建立分发记录,以保证捐赠药品临床使用的安全性、有效性和可追溯性。对没有中文标识的产品,受赠人在分发时应附中文说明。

(5) 未用完的捐赠药品因其来源复杂,具较高风险,为尽量避免因药品质量、保存、效期、用法等发生差错而导致纠纷,过期药品依捐赠协议退回捐赠单位或联合监督下销毁并做好记录,不能挪为他用。

(6) 捐赠药品使用及保管单位应接受相关监督检查。

(7) 使用捐赠药品时,如发生不良反应,应上报医务处及药剂科。

第二章

基本制度

第一节　药品经济管理制度

医院药品成本的经济管理，是医院药学科学管理工作的重要组成部分，是提高医院管理，确保医院实现社会效益和经济收益的重要环节。

1. 药品经济管理的意义　强化科室领导的管理意识，用前瞻性发展眼光和开拓管理思路，进行科室内部技术项目的结构调整和医疗成本降耗等指标的总量控制，优化软、硬件配置，提高科技含量，逐步实现优质低耗高效的医疗模式。

2. 药品经济管理的任务　药剂科负责药品采购、供应、调剂、保管等环节的药品成本管理。根据成本控制指标，制订科室内部各工作间成本分级归口管理计划，控制药品购、贮、调、发、管过程的不合理成本和临床不合理用药，优化资源利用，提高经济效益。

3. 药品经济管理的目标　加强教育培训，使全体工作人员树立经济意识、成本管理意识和核算意识；科学管理，加强监督，严格控制药品成本浪费和不合理支出，堵住药品管理上的漏洞；开展临床合理用药和药物利用研究，优化卫生资源利用。

4. 管理体系

(1) 制度化、标准化管理

1) 建立成本核算日常管理的管理制度。按照医疗成本核算管理工作需要，由医院主管院长、经管处、药剂科负责人及各级成本核算员，组成日常药品成本核算管理网络，按照各自职责、工作程序，认真做好药品成本管理工作，及时发现和解决不合理药品成本消耗，制定改进措施。

2) 建立自检、互检、专检相结合的管理制度。自检即各工作间内部对照制度、指标、标准，开展自我检验：优化经营管理和卫生资源利用，提高医疗质量，合理降低药品成本消耗，堵住管理漏洞。互检即按照制度、指标、标准，根据医院信息管理系统（hospital information system，HIS）和药房信息管理系统（pharmacy information system，PIS）提供的各种药品统计数据（药品消耗数量、金额和医嘱等），对比医疗质量、管理质量，开展药剂科与临床科室间的互相监督管理和检查，便于发现临床药品流通环节中成本上升等不合理因素。专检即财务处、经管处、纪委对药品流通的各环节，开展专项检查和考核，并进行各种医疗成本消耗数据的系统分析，从而形成药品流通环节的一线工作人员与科室负责人及经济管理人员的网络化岗位责任制考评管理系统。

3）建立责、权相结合的管理制度。制定各级和科室药品成本管理控制的范围、管理的权限和成本指标，明确对控制的质量效果所承担的经济责任，建立成本指标控制管理责任制和不断完善的机制。

4）制定药库药品储备标准。一是实行药品分线供应、分级管理、限量储备，在保障药品供应的前提下，减少库存，提高资金周转，减少采购次数，提高经济效益。二是由医院成立采购管理小组，负责确定主渠道供应单位，摸索利用 PIS 监控采购计划的制订，上下游各环节相互监督对新药品种、临床暂停不用或淘汰品种的增减都严格执行药事会的决定，保证质优价廉药品的临床占有率。

⑵ 责任分级：药品成本经济管理实行分级归口核算管理责任制，把科室内部经济管理责任、科室核算、成本控制指标、经济效益等各项指标，分解到医院内部全员、全过程的经济质量、医疗质量管理中，形成科室、小组、工作间工作人员的分级、分口、分工管理负责制。将临床、辅助科室的药品成本管理指标，直接与经济责任挂钩，并同医疗质量、医德医风等考核指标有机地结合起来，形成药品成本管理综合控制系统。

5. 药品购入成本控制

⑴ 药品在医院的使用过程是流通过程，医院只是获取进销差价，而药费收入的 90% 左右将作为成本付给经销商，所以购入成本的控制是药品经济管理中最重要的环节。对临床必需的产品，如因价格倒挂，需书面请示医务处和主管院长，批准后执行。

⑵ 药品购入成本与药品质量直接相关，有些品牌技术含量高、信誉度好、质量稳定，物价部门就会遵循优质优价的原则为其制定较高的价格，而其他品牌只能按照其质量档次统一定价。所以医院在品种选择上应选择购入质价比最优的药品，而不是价格最低的药品。

⑶ 在购药数量上，应根据本院的医疗需求量确定适宜的库存量和各调剂组的周转量，进行定时、定量补充。如果库存过多（购入量过大），必定造成资金的占用，管理成本的增加，还要承担药品过期、降价等风险。不同类别的药品或

不同品种的药品,其库存量是不同的;对于近期可能发生调价的药品,应考虑库存量对药品经济管理的影响,特别是近期可能降价的,应尽量减少库存,将经济损失的可能性降低到最少。

6. 药品入库后管理 其核心目标是提高在库药品的完好率。药品购进入库后,在库期间实际是成本已经发生利润尚未实现的过程,而这个过程中又要付出管理成本和保管成本。所以这个过程需要通过加强质量监控、数量控制等方法提高在库药品完好率,并使在库药品数量合理、有效期适当、质量稳定可靠,尽量降低药品入库后的成本。

7. 药品周转率控制 药品的周转和商场的货物周转一样,周转率越高,同期管理成本越低,利润实现才有保证。随着国家对医院使用药品销售利润的控制力度加大,医院必须努力通过降低成本的方法提高药品利润。在医院内部的药品管理中,应在保证临床药品供应的前提下尽量有效提高周转率、降低管理成本;对于有效期较短、需特殊条件贮藏的药品,更应通过提高周转率来减少管理成本。

8. 药品付款时间控制 作为一般商业原则,买方收到货物并验收合格后必须在双方约定的时间内向卖方支付货款;卫生部关于药品集中招标采购的规范文本,也明确规定了在采购合同中必须约定付款时间的时限,这无疑是增加了对医院(买方)的约束,如果到货验收与付款时间的间隔过长,势必提高了卖方的成本,降低了其利润,而且卖方的应收账比过大也会造成财务和经营资金方面的问题。所以,有必要通过一个双方约定的合理的付款期限来平衡买卖双方的利益,买方也必须通过控制合理的库存量帮助卖方降低成本。具体流程见第二篇中第二章“药品供应操作规程”。

9. 调剂室领药数量管理 大多数情况下,医院药品均是药库购入后分发到各调剂室的,各调剂室再调剂配发给患者才能实现利润;由于每个调剂室的药品和金额都始终处于动态变化中,可以采取逐级核对、互相制约的方式,进行各调剂室领药的核算。药库的库管人员应及时与各调剂室核对每次领出药品数量,如发生误差,要由有关负责人监督,立即查找和修正。

10. 对账制度 药品的账目管理和物流管理都是医院药剂管理的重要基础内容,但在实际工作中由于流动金额大和动态变化的特点,真正做到账物相符比较困难(应该有一个允许的误差范围),因此坚持定期盘点对账制度非常必要。

11. 退库药品和退药的管理 在医院的实际药品管理过程中,退换药品的情况经常发生,如临床使用缓慢、对药品质量有疑问、近效期药品、药品调价等情况都需要退换货,而每次退换货均可能造成账目或药品的错误,所以必须健全相关手续,保证账、物、金额相符。另外需要注意的是,为保证各部门的药品金额管理准确,一旦遇到药品提价和降价,应该做退库处理。即按照调价前的价格退库,再经主管领导审批后，作盘盈或损耗处理。

患者取走药品后，口服药品、需低温保存药品、无密闭包装药品一律不得退换。其他药品须由就诊医师开具退药处方，且注明合理退药原因，并由药房人员查验药品完好，特殊情况下需科主任审签后，方可办理退药手续，确保药品安全、有效。

12. 药品报损的控制　在药品流通和使用的过程中，一定的损耗是正常的和难免的，但是从药品经济管理的角度必须最大限度地减少损耗率；每一项损耗都应由相关人员写出申请，说明损耗原因，由相关领导审批后方可销账。每年统计各组报损情况，组长会上公布。

13. 其他相关物品的管理控制　因我院药剂科除采购和管理药品外，还负责一些其他物品的采购和管理，如化学试剂、消毒剂等。这些物品作为消耗品占据着一定金额，如管理不当，不仅会为医院造成损失，而且不易查找和发现，所以对这类物品的管理应等同于药品管理。

14. 药品调价管理控制

(1) 在药剂科的日常工作中经常会遇到药品调价。因为药品在购入时成本已经发生并固定，在售出前调价必然对药品的经济管理产生影响，特别是药品的降价肯定会造成利润率的下降，为经济核算和管理带来难度，而且调价涉及多个部门，既涉及药库，又涉及各调剂室的基数药品，所以对调价的管理应注意以下几点。

1) 应由专人负责，以保证有畅通渠道来及时接收物价部门发布的调价信息及有关政策，核对规定的调价品种和医院现用品种相吻合后，进行调价。

2) 药库和各调剂室应在物价部门规定的新价格执行时限同一时间调价。

3) 如遇调价，调价由采购进行操作，入库负责核对，调价后系统自动记录调价品种、变更前后的价格、调价时间，系统主动统计调价时各库存地的库存数量，并计算由此发生的盈亏金额，会计在月结报表时将各库存的盈亏额进行统计后，上报科主任审批后入会计账。

(2) 医院作为药品使用单位，由于国家调整药品价格而造成一定的降价损失是正常的，但在药品管理的过程中必须严格手续。如遇药价调高或调低，会计都应在做月结报表时，将盈亏额统计上报科主任审批后入会计账。

第二节　药品质量管理制度

为加强药品质量的监督管理，保障患者用药安全，制定本办法。

1. 药品供应过程的质量管理，包括药品的采购、储存、制备与配发管理。

(1) 经药事会讨论批准的药品方可采购。

(2) 获准采购的药品需从协定的、有资质的经销商处购进，严格审查经销商资质，索取《药品经营许可证》、《营业执照》、《药品经营质量管理规范认证证书》复印件并加盖公章备案。对经营特殊药品（如低温保存、毒麻精神药品）的经销商，还需查验其保存及运输设备。

(3) 临时采购药品应符合严格的审批、采购程序，以保证临时购进药品确为临床必需且质量可靠（详见第一篇第一章的第二节“关于临时申购药品的管理办法”），并定期对临时申购药品进行公示。

(4) 药库设置药品待验区、合格区、不合格区，且严格划分。药品入库验收时，应按《中华人民共和国药品管理法》中相关规定进行验收，各项内容查验无误后方可放置在合格区，生物制品、血液制品、进口药品、原料药需详验检验报告书，进口药品还需查验进口药品注册证，血液制品需查验批签发报告。不合格药品一律不得入库，对有效期等有变更的，需索要变更批件。

(5) 药品养护人员应当做好药库和各药房的温度、湿度的监测和管理工作。温度、湿度超出规定范围时，应及时采取调控措施，查明原因积极解决，及时向科主任汇报并做好记录。

(6) 药库、各药房在调配药品时应遵循近效期先出的原则，并做好药品有效期检查工作。近效期药品按相关规定退回药库，由药库人员及时办理退换货手续。

2. 药品使用过程质量问题处理办法

(1) 药品质量问题可分为药品本身质量问题和药品包装质量问题。

(2) 药库及各药房人员在药品储存、核发过程中，发现药品质量问题，可按如下办法办理。

1) 发现质量可疑药品（如注射液颜色变化等情况），应立即停止调配与发出，及时上报科主任，调查原因。同时请厂家技术人员出具检验报告。若存在质量问题，各药房应及时将该品种或该批次药品退回药库，经科主任、质量管理小组讨论，必要时请示药事会，并按批准的解决办法执行。重大质量问题及时上报药监部门和卫生行政部门。

2) 发现药品包装质量问题，应立即停止调配与发出，检查该药的其他药品包装情况，及时上报科主任，若为同一批次药品包装出现质量问题时，应由科主任指派采购员通知生产厂家主管领导来我院解决问题，并责令生产厂家出具质量原因报告及整改措施报告，加盖科章并做备案记录。若为所有批次药品出现质量问题时，应由科主任、质量管理小组讨论决定，必要时请示药事会决定是否停用此药及选择替代品种执行。

3) 各病房、临床科室在药品使用过程中发现质量问题，应及时告知药房人员，并保留原药品，同时由当事人书写详细情况，经护士长或科室领导签字交回药房。遇某厂牌某批号药品出现问题时,除清点药库、各药房外,还应及时通知医务处、护理部,由职能部门通知各病房将余药送回病房药房,并在登记表上签字登记。

4) 药房人员应查看药品情况,若属质量问题应及时更换,将有质量问题药品退库。若不能判定有质量问题时,应及时上报科主任,必要时由厂家技术部门出具检验报告。

5) 在临床配制过程中出现的药品破损,一律不得退换。

6) 各药房人员在接到患者关于药品质量投诉时,应认真对待。若属质量问题应及时更换,妥善解决,将有质量问题的药品及时退库;若不属质量问题,一律不得退换。

3. 健全药品不良反应收集、报告及反馈制度(详见第一篇第一章的第八节"药品不良反应报告制度")。

第三节 近效期药品管理办法

近效期药品指距药品有效期止不足6个月的药品。特殊规定的药品除外。

1. 各调剂室、制剂室应专本登记,对于有效期不足6个月的药品,认真监控其使用情况。

(1) 各调剂室、制剂室对距有效期不足6个月的药品,应根据以往使用记录,分析近效期药品使用情况,对在近3个月内能够使用完的近效期药品应留用,并认真监控其使用情况,每月应重点检查。

(2) 根据以往使用记录,若在近3个月内不可能使用完的近效期药品,应在距有效期6个月前与其他调剂室调剂使用或调换远效期药品,以保证近效期药品顺利使用。各调剂室之间应互通有无,在可以协调使用的情况下,各调剂室不得推诿、拒收。

(3) 各调剂室均无法调剂使用的近效期药品,应在距药品有效期6个月前的1~2周内一次性退回药库,并认真填写"北京协和医院退换药品登记表"。库管员应核实近效期药品,查看入库记录和出库记录,核实其他领用部门是否存在同批次药品,发出近效期药品退货通知,通知各组将全部近效期药品集中到库房一起退货。

2. 特殊规定的药品近效期管理办法

(1) 药品有效期在1年半以内的药品,包括卡莫司汀等,近效期退库时间为距药品有效期3个月前1~2周。退库办法按上述规定执行。

(2) 近效期药品退库后,无远效期药品供应时,为保证临床用药的连续性,采购员需与供货商联系,保证近效期药品能顺利退货的前提下可继续使用。远效期药品一旦到货，应立即进行近效期药品的退货手续，保证临床用药安全、有效。

(3) 对抢救药品、临床治疗不可间断且无同类替代品种的药品，在已使用至距药品有效期3个月仍无远效期药品供应时，需上报科主任，如科主任同意且供货商保证将来能够顺利退货，则可继续使用，远效期药品一旦到货，应立即与供货商调换，并办理退货手续；若供货商不能保证退货，则应及时退货；若临床急需使用，应采取现用现进方式，并由临床科室或患者一次性领用。

(4) 临床特殊申请的临时采购药品，在供货商无远效期药品供应时，应征求临床意见；按申请数量购进时，临床科室应一次性领取，原则上不受理退药事宜，极特殊情况下可退药，但应报科主任审批签字。

(5) 对自制制剂和委托加工药品应重点监控。有效期大于等于6个月的药品，应在距有效期3个月时，在各调剂室间调剂使用；有效期小于6个月的药品，应在距有效期1个月时，在各调剂室间调剂使用。临近有效期尚无法用完的，应按"药品报损、销毁制度"进行报损。

3. 近效期药品管理的相关责任

(1) 各调剂室在近效期药品调剂过程中，应本着相互协助、保障药品合理使用、避免药物资源浪费的原则，做好调剂工作。

(2) 药库、各调剂室、制剂室应认真做好每个月的药品有效期检查工作。对近效期药品需调剂或退库的应认真检查，一次性进行调剂或退库。

(3) 库管员应对退库药品进行核实，询问各调剂室及制剂室该药的使用情况，通知退药截止时间。必要时，协助完成各调剂室之间近效期药品协调工作。库管员应统计本周发生的退库品种及数量、批号、效期与周采购计划，一同交采购员，签字并填写日期。

(4) 采购员接到周采购计划和退药品种后，一并进行网上采购和网上退货，并电话督促供货商按"北京协和医院药品退库管理规定"的要求，完成药品退货工作。

第四节 制剂调拨和委托外加工制度

1. 制剂调拨

(1) 外单位在因临床急需或发生突发事件而市场无供应、需使用我院制剂时，应与药剂科和制剂室协商，以确定有无提供的可能。

(2) 调拨制剂必须按照《医疗机构制剂注册管理办法》的相关规定办理调拨手续，并经北京市药监局批准方可调拨使用。

(3) 对临床抢救急需的调拨制剂，可先行调剂使用，使用后5个工作日内按照相关规定补办申请。

(4) 调拨使用的制剂,不得超出规定的期限、数量和范围。

(5) 凡因制剂质量问题引起的法律责任由我院负责,其他法律责任由使用单位承担。

2. 中药制剂委托配制

(1) 严格按照《医疗机构制剂配制监督管理办法》(试行)(局令第18号)的相关规定办理委托配制手续,并经北京市药监局批准进行委托配制。

(2) 委托配制的制剂应在《医疗机构制剂委托配制批件》中批准的有效期内配制生产。在《医疗机构制剂委托配制批件》有效期内,我院不得再行委托其他单位配制该制剂。

(3) 委托配制有效期届满,若需继续委托配制,应在有效期届满30日前按照《医疗机构制剂配制监督管理办法》(试行)(局令第18号)的相关规定办理委托配制的续展或申请手续。

(4) 加强对委托配制制剂的质量监控,受托方对委托配制制剂的质量负责,应按照《药品生产质量管理规范》(GMP)或《医疗机构制剂配制质量管理规范》(GPP)继续配制,向我院出具批检验报告书,并按规定保存所有受托配制的文件和记录。

(5) 在与受托方签定委托配制合同时,须向受托方声明不得自主开发我院制剂为上市产品,并不得供给除我院以外的任何单位和个人。

(6) 受托方应根据我院的临床需求制定生产计划,如因生产量安排不妥造成有效期内无法用完,其损失应由受托方承担。

第五节　抗菌药物使用指导原则

本指导原则系根据《抗菌药物临床应用指导原则》(以下简称《指导原则》)、《医院感染管理规范》、《2011年全国抗菌药物临床应用专项整治活动方案》等相关规定制定,目的在于对我院抗菌药物进行分级管理,促进和保障抗菌药物的临床合理应用。

1. 抗菌药物使用原则

(1) 有效控制感染,争取最佳疗效。

(2) 预防和减少抗菌药物的不良反应。

(3) 适宜的药物、剂量、疗程和给药方法,避免产生耐药菌株。

(4) 关注患者体内正常菌群,减少、避免抗生素相关性肠炎的发生。

(5) 根据细菌药敏试验结果及药物代谢动力学特征,严格选药和给药途径,防止浪费。

(6) 病毒性感染一般不使用抗生素。

2. 抗菌药物使用管理

(1) 按照《指导原则》,实行抗菌药物分级管理。分成非限制使用、限制使用和特殊使用三级。“限制使用”的抗菌药物需主治医师及以上职称的医师处方;“特殊使用”的抗菌药物需填写申请单,经医院抗菌药物管理委员会特殊使用抗菌药物会诊专家组会诊同意,并由副主任医师及以上职称的医师开具处方方可使用,对于电子处方,需要有相应职称医师同意用药的病程记录。分级管理执行流程见图 1-2-1。

(2) 医师应掌握合理使用抗菌药物相关知识(分级管理执行流程见图 1-2-1),

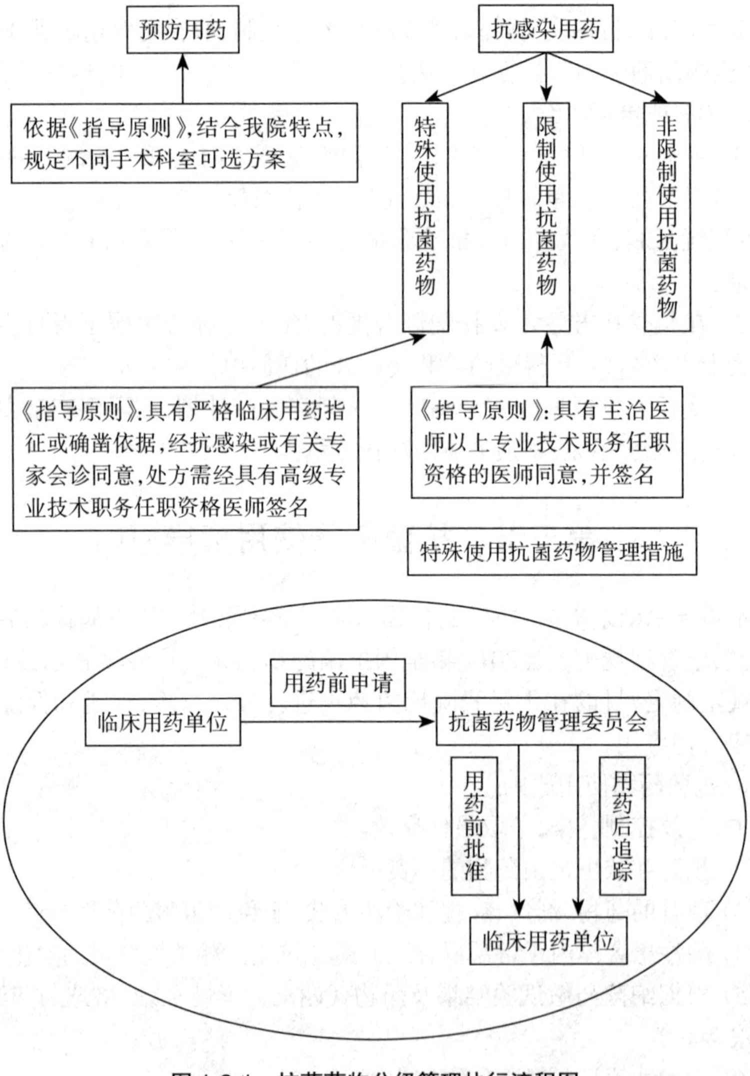

图 1-2-1 抗菌药物分级管理执行流程图

根据药物的适应证、药物动力学特点、药敏试验合理选药。

(3) 门急诊应以青霉素类及一代、二代头孢菌素为主,也可用喹诺酮类或大环内酯类(如罗红霉素、阿奇霉素),一般用药不允许超过第三代头孢类。门诊应尽量采用口服药物,急诊视病情可选用不同给药途径。使用氨基糖苷类及万古霉素应注意耳、肾毒性,并监测血药浓度,尤其是小儿和老年患者。

(4) 特殊使用的抗菌药物,用药适应证为:严重感染性疾病(如感染性休克、败血症、中枢神经系统感染),肠穿孔,腹膜炎,脓胸,免疫功能低下(如化疗、放疗、使用免疫抑制剂、HIV/AIDS 患者),大手术后,烧伤,挤压伤,多发骨折。以上紧急情况下可越级使用一天,但须同时填写申请单。

(5) 预防用药原则上控制在第一、二代头孢菌素;我院是国内疑难病诊治中心,患者来源广泛、病情复杂,对特殊患者可选用三代头孢菌素,但要注意剂量和疗程。

(6) 用广谱抗生素前需做痰、血、尿、便、胸水、脑脊液等培养,以便根据结果进行针对性调整。

(7) 门急诊用抗菌药物一般以三日为限,最长不超过七日。

(8) 联合使用抗菌药应严格掌握临床指征。

(9) 严格掌握抗菌药物局部使用的指征。

(10) 护士应了解各种抗菌药物的药理作用和配制要求,准确执行医嘱,并注意观察患者用药后的反应。

(11) 检验科细菌室每季度向医院感染管理办公室提供临床标本分离的主要病原菌及其药敏试验结果。

(12) 医院感染管理办公室每季度公布临床标本分离的主要病原菌及药敏试验结果。

(13) 药剂科每月向医院感染控制办公室反馈抗菌药物处方具体情况,不定期为临床医师与护士提供合理使用抗菌药的培训。

(14) 医院感染管理办公室每季度向抗菌药物管理委员会通报抗菌药物使用情况,并向主管院长汇报。

(15) 强调综合治疗,提高机体免疫能力,不过分依赖抗菌药物。

第六节 高危药品管理制度

高危药品(high-alert medications)是指若使用不当会对患者造成严重伤害或死亡的药品(药品目录见表 1-2-1)。这类药品一旦发生差错,后果严重。为保障患者用药安全,有必要提醒医务人员在处方录入、药品配制、床旁给药、药品储存和药品调剂等环节提高警惕,并采取必要的防范措施以减少药品差错的发生。根据本院情况,特制定高危药品管理制度。

1. 药剂科负责在局域网上公布我院高危药物品种、电子版的说明书，及时发布国内外的药物安全方面信息，并不定期更新。通过讲座及在局域网发布《药品时讯》，使医务人员能获取高危药品信息，以提高使用高危药品风险防范意识。

2. 通过HIS对高危药品进行在线警示。由药剂科整理基础信息、通过医务处组织临床讨论确定，并由信息中心进行技术支持，将高危药品信息库与医院医师工作站完成地整合在一起，对高危药品的最大剂量、给药途径方面对医师录入的医嘱进行警示，以控制此类药物的用药风险。

3. 系统维护和更新 任何我院工作人员均可以提出对高危药品警示系统之警示内容的修改建议并经下列流程完成修改。

(1) 由申请人填写《北京协和医院高危药品信息更新申请单》(见表1-2-2)。该申请单可从局域网药剂科页面中下载。

(2) 申请单需经临床科室、药剂科、医务处、信息中心审核，必要时由医务处组织专家会商。

(3) 通过审核的申请由信息中心执行更改。

4. 对高危药品的储存、调剂和使用逐步进行规范化管理。如使用辅助标签对高危药品进行警示(10%水合氯醛贴红点、长春新碱瓶外贴"严禁鞘内注射"等)及在货位处贴高危药品标识等。时刻警示医务人员，防范由此引起的用药风险。

表1-2-1 北京协和医院高危药品目录(20090320版)

类别	药品通用名	药品商品名	规格
一、静脉用肾上腺素受体激动剂	肾上腺素注射液	肾上腺素注射液	1mg 1ml/安瓿
	去甲肾上腺素注射液	去甲肾上腺素注射液	2mg 1ml/安瓿
	异丙肾上腺素注射液	异丙肾上腺素注射液	1mg 2ml/安瓿
	去氧肾上腺素注射液	去氧肾上腺素注射液	10mg 1ml/安瓿
	多巴胺注射液	多巴胺注射液	20mg 2ml/安瓿
	多巴酚丁胺注射液	多巴酚丁胺注射液	20mg 2ml/安瓿
二、静脉用肾上腺受体拮抗剂	艾司洛尔注射液	爱络	0.2g 2ml/安瓿
三、吸入或静脉全麻药	异氟烷	活宁	100ml/瓶
	七氟烷	喜保福宁	250ml/瓶

续表

类别	药品通用名	药品商品名	规格
	七氟烷	奇弗美	250ml/瓶
	丙泊酚注射液	得普利麻	200mg 20ml/安瓿
	丙泊酚注射液	得普利麻	500mg 50ml/安瓿
	氯胺酮注射液	氯胺酮注射液	0.1g 2ml/安瓿
四、静脉用抗心率失常药	胺碘酮注射液	可达龙	0.15g 3ml/安瓿
	维拉帕米注射液	维拉帕米注射液	5mg 2ml/安瓿
	普罗帕酮注射液	普罗帕酮注射液	35mg 10ml/安瓿
	利多卡因注射液	利多卡因注射液	0.2g 10ml/安瓿
五、抗血栓药、溶栓药、凝血酶抑制剂和糖蛋白Ⅱb/Ⅱa抑制剂	肝素钠注射液	肝素钠注射液	12 500U 2ml/支
	低分子肝素钠	克赛（预充）	6000U 0.6ml/支
	低分子肝素钠	克赛（预充）	4000U 0.4ml/支
	低分子肝素钙	速碧林（预充）	4100U 0.4ml/支
	达肝素钠	法安明（预充）	5000U/支
	人凝血因子Ⅷ	康斯平	400U/瓶
	人凝血因子Ⅷ	康斯平	300U/瓶
	人凝血酶原复合物	康舒宁	200U/瓶
	人凝血酶原复合物	康舒宁	300U/瓶
	人凝血酶原复合物	康舒宁	400U/瓶
	人纤维蛋白原	法布莱士	500mg/西林
	人凝血因子Ⅷ	人凝血因子Ⅷ（绿十字）	200U/瓶
	人纤维蛋白原	人纤维蛋白原（绿十字）	500mg/瓶
	注射用血凝酶	立芷雪	1KU/西林
	氨甲环酸注射液	妥塞敏	1g 10ml/安瓿
	氨甲环酸片	妥塞敏	0.5g/片
	酚磺乙胺注射液	酚磺乙胺注射液	1g 5ml/安瓿
	卡巴克络	卡络磺钠粉针	20mg/西林
	凝血酶	凝血酶	500U/西林
	阿替普酶	爱通立	50mg/瓶
	替罗非班	欣维宁	5mg 100ml/瓶

续表

类别	药品通用名	药品商品名	规格
	尿激酶粉针	尿激酶粉针	0.25MU/西林
	华法林钠片	华法林钠片	2.5mg/片
	华法林钠片	华法林钠（进口）	3mg/片
六、心脏停搏液			
七、静脉用或口服化疗药	米托蒽醌注射液	米西宁	2mg/安瓿
	注射用羟喜树碱	拓僖	5mg/西林
	高三尖杉酯碱注射液	高三尖杉酯碱注射液	1mg 1ml/安瓿
	注射用盐酸博来霉素	博来霉素粉针	15mg/西林
	替尼泊苷注射液	卫萌	50mg 5ml/安瓿
	注射用顺铂	顺铂粉针	10mg/西林
	注射用顺铂	顺铂注射液（进口）	50mg 50ml/西林
	卡铂注射液	波贝	100mg 10ml/西林
	卡铂注射液	伯尔定	150mg 15ml/西林
	注射用奥沙利铂	乐沙定	50mg/西林
	注射用奥沙利铂	艾恒	50mg/西林
	环磷酰胺粉针	环磷酰胺粉针	0.2g/西林
	氟尿嘧啶注射液	氟尿嘧啶注射液	0.25g 10ml/安瓿
	氟脲苷	氟脲苷	0.25g/西林
	依托泊苷	拉司太特	25mg×40粒/盒
	依托泊苷注射液	依托泊苷注射液	0.1g 5ml/西林
	注射用甲氨蝶呤	甲氨蝶呤粉针	1g/西林
	注射用甲氨蝶呤	甲氨蝶呤粉针	0.1g/西林
	注射用甲氨蝶呤	甲氨蝶呤粉针	5mg/西林
	注射用甲氨蝶呤	密都	50mg 5ml/西林
	核糖核酸Ⅱ	BP素	50mg/西林
	丝裂霉素	丝裂霉素粉针	2mg/西林
	丝裂霉素	丝裂霉素粉针	10mg/西林
	注射用盐酸表柔比星	艾达生	10mg/西林
	注射用盐酸表柔比星	法玛新	10mg/西林

续表

类别	药品通用名	药品商品名	规格
	香菇多糖	天地欣	1mg/ 西林
	注射用盐酸柔红霉素	柔红霉素粉针	20mg/ 西林
	放线菌素 D	放线菌素 D 粉针	0.2mg/ 西林
	注射用异环磷酰胺	和乐生	1g/ 西林
	注射用异环磷酰胺	匹服平	1g/ 西林
	亚叶酸钙	亚叶酸钙粉针	3mg/ 西林
	注射用亚叶酸钙	同奥	0.1g 10ml/ 西林
	阿糖胞苷	阿糖胞苷粉针	50mg/ 西林
	注射用阿糖胞苷	赛德萨	0.1g/ 西林
	注射用阿糖胞苷	赛德萨	0.5g/ 西林
	平阳霉素	平阳霉素粉针	8mg/ 西林
	注射用盐酸多柔比星	多柔比星粉针	10mg/ 西林
	注射用盐酸吡柔比星	吡柔比星粉针	10mg/ 西林
	注射用盐酸阿柔比星	阿柔比星粉针	20mg/ 西林
	注射用硫酸长春新碱	长春新碱粉针	1mg/ 西林
	注射用硫酸长春地辛	西艾克	1mg/ 西林
	酒石酸长春瑞滨注射剂	盖诺	10mg 1ml/ 西林
	酒石酸长春瑞滨注射剂	诺维本	10mg 1ml/ 西林
	紫杉醇注射液	泰素	30mg 5ml/ 西林
	多西他赛注射液	泰索帝	20mg/ 西林
	注射用盐酸吉西他滨	健择	1g/ 西林
	注射用盐酸吉西他滨	健择	200mg/ 西林
	达卡巴嗪	达卡巴嗪	0.1g/ 西林
	康莱特	康莱特注射液	10g 100ml/ 瓶
	甲氨蝶呤	甲氨蝶呤片	2.5mg/ 片
	注射用伊立替康	艾力	40mg/ 西林
	注射用伊立替康	开普拓	0.1g 5ml/ 西林
	注射用伊立替康	开普拓	40mg 2ml/ 西林
	注射用奥沙利铂	艾恒	50mg/ 西林

续表

类别	药品通用名	药品商品名	规格
	硼替佐米	万珂	3.5mg/ 西林
	注射用奥沙利铂	乐沙定	50mg/ 西林
	唑来膦酸	择泰	4mg/ 西林
	伊班磷酸钠	艾本	1mg 1ml/ 支
	氟达拉滨	福达华	50mg/ 西林
	利妥昔单抗注射液	美罗华	100mg 10ml/ 西林
	利妥昔单抗注射液	美罗华	500mg 50ml/ 支
	卡莫司汀	卡莫司汀注射液	125mg/ 安瓿
	多西他赛注射液	多帕菲	20mg 1ml/ 西林
	西妥昔单抗注射液	爱必妥	100mg 50ml/ 瓶
	苯丁酸氮芥	留可然	2mg/ 片
	尼莫司汀	宁得朗	25mg/ 西林
	替莫唑胺	蒂清	50mg/ 粒
	卡培他滨	希罗达	0.5g/ 片
	氟他胺	福至尔	250mg/ 片
	来曲唑	芙瑞	2.5mg/ 片
	甘氨双唑钠	希美纳	0.25g/ 西林
	吉非替尼	易瑞沙	0.25g/ 片
	硫唑嘌呤	硫唑嘌呤片	100mg/ 片
	硫唑嘌呤	依木兰	50mg/ 片
	培美曲塞	力比泰	500mg/ 支
八、高渗葡萄糖注射液(20%或以上)	葡萄糖注射液	葡萄糖注射液	50% 250ml/ 瓶
	葡萄糖注射液	葡萄糖注射液	10g 20ml/ 安瓿
九、腹膜透析液和血液透析液	腹膜透析液(低钙)	腹膜透析液(低钙)	1.5% 双联 2L/ 袋
	腹膜透析液(低钙)	腹膜透析液(低钙)	4.25% 2L/ 袋
	腹膜透析液	腹膜透析液	4.25% 双联 2L/ 袋
	腹膜透析液	腹膜透析液	1.5% 双联 2L/ 袋

续表

类别	药品通用名	药品商品名	规格
	腹膜透析液	腹膜透析液	2.5% 5L/ 袋
	腹膜透析液	腹膜透析液	1.5% 5L/ 袋
	腹膜透析液	腹膜透析液	2.5% 双联 2L/ 袋
	腹膜透析液(低钙)	腹膜透析液(低钙)	2.5% 双联 2L/ 袋
十、硬膜外或鞘内注射药物	阿糖胞苷粉针	阿糖胞苷粉针	50mg/ 支
	甲氨蝶呤粉针	甲氨蝶呤粉针	5mg/ 支
十一、口服降糖药	二甲双胍片	格华止	0.5g/ 片
	二甲双胍片	二甲双胍片	0.25g/ 片
	格列齐特缓释片	达美康	30mg/ 片
	格列喹酮	糖适平	30mg/ 片
	那格列奈	唐力	120mg/ 片
	伏格列波糖	倍欣	0.2mg/ 片
	阿卡波糖	拜糖平	50mg/ 片
	阿卡波糖	卡博平	50mg/ 片
	瑞格列奈	诺和龙	1mg/ 片
	罗格列酮	宜力喜	2mg/ 片
	罗格列酮	文迪雅	4mg/ 片
	吡格列酮	瑞彤	15mg/ 片
	格列吡嗪	美吡达	5mg/ 片
	格列吡嗪控释片	瑞易宁	5mg/ 片
	格列美脲	亚莫利	2mg/ 片
十二、静脉用改变心肌力药	去乙酰毛花苷注射液	去乙酰毛花苷注射液	0.4mg 2ml/ 安瓿
十三、脂质体药	多柔比星脂质体	楷莱	20mg 10ml/ 西林
	两性霉素 B 脂质体	安浮特克	50mg/ 西林
十四、静脉用中度镇静药	咪达唑仑注射液	力月西	5mg 5ml/ 安瓿

续表

类别	药品通用名	药品商品名	规格
十五、口服儿童用中度镇静药	水合氯醛溶液	水合氯醛溶液	10% 60ml/ 瓶
	水合氯醛溶液	水合氯醛溶液	10% 30ml/ 瓶
	水合氯醛溶液	水合氯醛溶液	10% 10ml/ 西林
十六、静脉、透皮或口服吗啡类镇痛药	吗啡注射液	吗啡注射液	10mg 1ml/ 安瓿
	吗啡片	吗啡片	5mg/ 片
	芬太尼透皮贴剂	多瑞吉	2.5mg/ 贴
	芬太尼透皮贴剂	多瑞吉	5mg/ 贴
	司可巴比妥钠	司可巴比妥钠胶囊	0.1g/ 粒
	布桂嗪片	布桂嗪片	30mg/ 片
	布桂嗪注射液	布桂嗪注射液	100mg 2ml/ 安瓿
	芬太尼注射液	芬太尼注射液	0.1mg 2ml/ 安瓿
	瑞芬太尼冻干粉针	瑞捷	1mg/ 西林
	舒芬太尼注射液	舒芬尼	50μg 1ml/ 安瓿
	哌替啶注射液	哌替啶注射液	50mg 1ml/ 安瓿
	羟考酮控释片	奥施康定	20mg/ 片
	羟考酮控释片	奥施康定	5mg/ 片
	吗啡缓释片	美施康定	30mg/ 片
	吗啡缓释片	美施康定	10mg/ 片
十七、神经肌肉阻断剂	氯化琥珀胆碱注射液	氯化琥珀胆碱注射液	0.1g 2ml/ 安瓿
	维库溴铵	万可松	4mg/ 安瓿
	罗库溴铵	爱可松	50mg 5ml/ 安瓿
	哌库溴铵	阿端	4mg/ 安瓿
	阿曲库铵粉针	阿曲库铵粉针	25mg/ 支
十八、静脉用造影剂	碘海醇	欧乃派克	350mgI/ml 50ml/ 瓶
	碘海醇	欧乃派克	300mgI/ml 100ml/ 瓶
	碘普罗胺	优维显	300mgI/ml 100ml/ 瓶
	碘普罗胺	优维显	370mgI/ml 50ml/ 瓶
	碘帕醇	典比乐	18.5gI 50ml/ 瓶
	碘克沙醇	威视派克	320mgI/ml 50ml/ 瓶

续表

类别	药品通用名	药品商品名	规格
	碘克沙醇	威视派克	320mgI/ml 100ml/ 瓶
	复方泛影葡胺	复方泛影葡胺注射液	76% 20ml/ 安瓿
	复方泛影葡胺	复方泛影葡胺注射液	60% 20ml/ 安瓿
	钆双胺	欧乃影	4.305g 15ml/ 支
	钆喷酸葡胺	钆喷酸葡胺注射液	4.69g 10ml/ 西林
	钆喷酸葡胺	钆喷酸葡胺注射液	7.04g 15ml/ 西林
十九、肠外营养	中 / 长链脂肪乳($C_{8\sim24}$)	力保肪宁	20% 250ml/ 瓶
	中 / 长链脂肪乳($C_{8\sim24}$)	力保肪宁	20% 100ml/ 瓶
	中 / 长链脂肪乳($C_{6\sim24}$)	力能	20% 250ml/ 瓶
	ω-3 鱼油脂肪乳注射液	尤文	Co. 100ml/ 瓶
	丙氨酰谷氨酰胺注射液	丙氨酰 - 谷氨酰胺注射液	20g 100ml/ 瓶
	丙氨酰谷氨酰胺注射液	力太	20g 100ml/ 瓶
	脂肪乳($C_{14\sim24}$)注射液	英脱利匹特	20% 250ml/ 瓶
	脂肪乳($C_{14\sim24}$)注射液	英脱利匹特	30% 250ml/ 瓶
	复方氨基酸(18AA-Ⅱ)	乐凡命	8.5% 250ml/ 瓶
	甘油磷酸钠	格利福斯	2.16g 10ml/ 安瓿
	水溶性维生素	水乐维他	Co. 西林
	脂溶性维生素	维他利匹特(成人)	Co. 10ml/ 安瓿
	多种微量元素注射液(Ⅱ)	安达美	Co. 10ml/ 安瓿
特定高危药品	胰岛素注射液	胰岛素注射液	400U 10ml/ 西林
	中性胰岛素注射液	中性胰岛素注射液	400U 10ml/ 西林
	精蛋白锌胰岛素注射液	精蛋白锌胰岛素注射液	400U 10ml/ 西林
	生物合成人胰岛素注射液	诺和灵 R	400U 10ml/ 西林
	精蛋白生物合成人胰岛素注射液	诺和灵 N	400U 10ml/ 西林
	精蛋白生物合成人胰岛素注射液(预混 30R)	诺和灵 30R	400U 10ml/ 西林

续表

类别	药品通用名	药品商品名	规格
	生物合成人胰岛素注射液	诺和灵R(笔芯)	300U 3ml/支
	精蛋白生物合成人胰岛素注射液	诺和灵N(笔芯)	300U 3ml/支
	精蛋白生物合成人胰岛素注射液(预混30R)	诺和灵30R(笔芯)	300U 3ml/支
	精蛋白生物合成人胰岛素注射液(预混50R)	诺和灵50R(笔芯)	300U 3ml/支
	门冬胰岛素注射液	诺和锐(笔芯)	300U 3ml/支
	门冬胰岛素30注射液	诺和锐30(笔芯)	300U 3ml/支
	重组人胰岛素注射液	优泌林R	400U 10ml/西林
	精蛋白锌重组人胰岛素注射液	优泌林NPH	400U 10ml/西林
	精蛋白锌重组人胰岛素混合注射液	优泌林70/30	400U 10ml/西林
	重组人胰岛素注射液	优泌林R(笔芯)	300U 3ml/支
	精蛋白锌重组人胰岛素注射液	优泌林NPH(笔芯)	300U 3ml/支
	精蛋白锌重组人胰岛素混合注射液	优泌林70/30(笔芯)	300U 3ml/支
	赖脯胰岛素注射液	优泌乐	300U 3ml/支
	甘精胰岛素注射液	来得时(预充)	300U 3ml/支
	甲氨蝶呤片	甲氨蝶呤片	2.5mg/片
	硫酸镁注射液	硫酸镁注射液	2.5g 10ml/安瓿
	硫酸镁注射液	硫酸镁注射液	1g 10ml/安瓿
	缩宫素注射液	缩宫素注射液	10U 1ml/安瓿
	硝普钠	硝普钠粉针	50mg/安瓿
	氯化钾注射液	氯化钾注射液	1.5g 10ml/安瓿
	异丙嗪注射液	异丙嗪注射液	50mg 2ml/安瓿
	浓氯化钠注射液	浓氯化钠注射液	1g 10ml/安瓿
	灭菌注射用水	灭菌注射用水(体积>100ml)	500ml/袋

表 1-2-2 北京协和医院高危药品信息更新申请单(2009030 版)

标题:			
更新原因及更新内容:			
申请人:	申请部门:	联系电话:	日期:
临床审核意见: 负责人签字: 日期:			
药剂科审核意见: 负责人签字: 日期:			
医务处审核意见: 负责人签字: 日期:			
信息中心审核意见: 负责人签字: 日期:			

第七节　血液制品用量监控措施

随着卫生部对全国血浆站和采血活动的整顿管理，全国血浆产量较往年明显降低，血浆生物制品产量均有不同程度的下降，多种血液制品供货不足，临床用药出现全国性短缺；为规范使用行为，提高血液制品应用的安全性和合理性，特制定本措施。

1. 参照医保目录，严格控制人血白蛋白（以下简称白蛋白）的适应证

(1) 重症患者血清白蛋白浓度低于25g/L。

(2) 肝硬化、癌症腹水或胸水患者血清白蛋白浓度低于30g/L。

(3) 需维持较高渗透压的大手术，限供60g。

2. 住院患者使用白蛋白需填写申请单，写明患者姓名、病历号、病房、申请用药理由、白蛋白用量及血清白蛋白实验室检查值等，经本病房主任医师、药剂科主任及医务处处长批准签字，交病房药房存档后方可取药。

3. 门急诊患者不供应白蛋白，急诊观察室患者参照住院患者用药办法执行。

4. 药剂科及时将血液制品的市场紧缺信息以快讯方式通报全院。

5. 药库组和临床药学组应定期对医院血液制品特别是白蛋白等的使用情况进行统计和分析，查找不合理使用的案例，提交医务处并在医院网站和药讯上发布分析结果。

6. 在未发生紧急事件、手术量增加等情况，而血液制品的使用量不正常增长（超过平时用量的20%）时，药剂科应组织仔细排查原因，发现并证实存在促销、不合理用药等现象时，应会同有关部门给予停止采购该厂产品的处罚。

7. 应对血液制品的不良反应按照“可疑即报”的原则进行监测和监督。其他血液制品如人免疫球蛋白、纤维蛋白原、凝血酶原复合物等，亦参见上述原则，先保证住院患者使用。其中凝血因子的血源性产品仅供本市血友病患者，主要通过医院血友病中心发出；急诊可提供人凝血因子Ⅷ产品；如手术需要，相关科室应与药剂科联系妥当后方可实施。

第八节　形似及音似药品管理规定

为保障患者用药安全，共同防范形似及音似药品引起的差错，特制定本规定。

1. 本规定所称的形似药品，是指外观相似（外包装相似）和（或）内包装相似（裸片或胶囊、安瓿等相似）的药品。本规定所称的音似药品，是指通用名或商品

名读音相似的药品。

2. 形似及音似药品处方的开具

(1) 医师应该按照药品适应证、医保限量等有关规定开具处方，并保证处方内容完整、书写规范清晰、剂量及用法准确。尤其要关注读音相似药品、同一通用名下的多种规格、多种剂型的药品。

(2) 原则上禁止口头医嘱。特殊抢救情况下需口头交代医嘱时，医师应慢速、清楚地口述，特别注意表述药物剂量的准确，接受口头医嘱者应复述所听内容，得到确认，口头医嘱发出人应在完成抢救工作后2小时内行书面签字确认。

3. 形似及音似药品在各病房的使用

(1) 护士从药房领取药品特别是口服药时，应注意尽量保留包装或标识，对音似或形似药品、高危药品、冰箱保存药品更应高度关注，以免混淆。

(2) 护士发药及给药时应严格遵守《护理部药品管理制度》，在给药前应核对医嘱、给药剂量、用药途径、患者身份等。当有疑问时，应与医师进行充分的交流或与药师联系确认。给药前应核对药品的完整性。

(3) 患者对服用的药物产生疑问时，护士应认真倾听，注意观察用药后的不良反应。如有过敏、中毒等反应，立即停用，并报告医师，必要时做好记录、封存及送检等工作。患者如果拒绝服药，应作记录。

4. 形似及音似药品的储存及调配

(1) 药库及各药房对形似及音似药品的摆放应合理，使其尽可能在物理位置上分开存放，并在相应货位做警示标识或文字以提醒药师关注。补充药品时要仔细核对货架上的药品与补充的药品在外包装上的文字规格是否一致。

(2) 门急诊药房应严格按相应操作规程仔细审核、调配处方发药。如处方中有形似及音似药品应仔细审核核对，如处方存有问题或怀疑存有问题，在药品调配前应与处方医师沟通确认，必要时返回修改。发药时对形似及音似药品要告知患者或陪护人员，以便使用时引起注意。

(3) 病房药房在调配长期口服药医嘱时，对无法辨别最小包装或裸片的药品应单独放在口服药袋里，并在纸袋外标注药名、规格和数量，以便护士核对。出院带药时对形似及音似药品，应告知患者或陪护人员，以便使用时引起注意。如出院带药处方存在问题或怀疑存在问题，应及时与处方医师沟通。

5. 药剂科设专人维护药品主数据库，信息中心应维护药品主数据库在医嘱系统中的实时更新，减少系统差错。

6. 药剂科应每年更新形似及音似药品目录，不定期在局域网发布药品警示信息。配合职能处室定期组织处方评价，对药品用量实施动态监测及超常预警，并将结果及时上报医务处。

7. 药事会应不定期将处方评价、药品用量动态监测结果在局域网公示，通报不合理处方或用药超常情况。

8. 当遇到用药差错引起的不良事件发生时，负有报告责任的当事科室必须按照《北京协和医院不良事件和病人安全隐患报告管理规定》及时上报医务处。药品不良反应可报至药剂科，药剂科再上报北京市药品不良反应监测中心。

第九节　药品报损、销毁制度

为规范药品报损、销毁行为，特制定本制度。

1. 药品、制剂原辅料、药品包装材料（以下统称"药品"）的报损、销毁遵从本制度。药品的报损由各组负责管理，销毁由药库统一负责管理。

2. 报损药品范围

(1) 药品在库储备、调剂发放过程中，因工作人员人为因素或其他原因造成的破损药品，且无法进行商业退换的。

(2) 库房、调剂室、制剂室发现已超过有效期的失效药品。

(3) 调剂室、制剂室发现包装破损、涂写，已无法调剂使用的。

(4) 调剂室、制剂室在药品正常使用情况下，因特殊原因发生呆滞且无退货包装、说明书的近效期药品，应积极与临床科室协调使用，必要时上报科主任。已临近有效期但未能调剂使用的须报损。

(5) 药库、调剂室、制剂室在药品流通过程中发现非质量因素但无法发出的药品，且无法进行商业退换的。

(6) 自制、委托加工药品在有效期内未能使用的。

(7) 国家公布质量不合格、禁止销售的药品，药品监督管理部门抽检不合格的药品。各部门统一退库后，进行商业协调无法退货的，由药库申报药品报损事宜。

3. 发生药品报损时，除特殊规定外，应由实际发生部门人员及时填写《药品报损审批表》中各项内容，于每月末汇总本月的《药品报损审批表》，经部门负责人填写意见后，报科主任审批。特殊原因引起的大量报损，需请示院领导批准后方可填写《药品报损审批表》。

4. 各调剂室、制剂室、药库应于每月末将科主任批准的《药品报损审批表》送科室会计签收，签收后的副联由科室会计进行对各部门报损药品的金额核算和销账工作，并由会计填写《药品报损审批表》中的会计核算情况，签字确认，确保各部门账物相符。《药品报损审批表》保存2年备查。

5. 申请部门应于每月末将《药品报损审批表》正联与报损药品一并交药库，由药库设专人负责报损药品的集中放置和销毁事宜，库管员接到《药品报损审批表》和报损药品后，认真核对报损药品无误并双人签字后，由库管员进行《药品报损审批表》的编号工作，并及时填写《药品销毁审批表》中“日期、报损部门、药品报损审批表编号、报损数量”等各项内容。其中“报损数量”是指分别统计注射剂、片剂以及其他剂型的最小包装量。药品销毁每季度或每半年一次，《药品销毁审批表》经部门负责人和科主任签字后方可销毁，销毁时应由库房组长负责监销，必要时科主任参与监销。

6. 销毁药品　对环境无污染的液体制剂，可倒入下水道中；普通固体制剂经适宜处理后置于普通垃圾袋中或溶解后倒入下水道；不适宜按常规方法销毁的药品，应毁形后，密封，置于医用垃圾袋。销毁药品时应采取必要的劳动保护措施。毒性药品、麻醉药品、第一类精神药品等国家管制药品应按相关规定申请报损，并在药品监督管理部门的监督下按相关规定销毁。

7. 药品销毁后，应及时填写《药品销毁审批表》中的药品销毁情况，并由销毁人、监督人签字确认。《药品销毁审批表》保存 2 年备查。

8. 各科室临床用药中意外损坏药品处置见第一篇第二章的第十节“关于各科室临床用药中意外损坏药品的请领制度”。

第十节　关于各科室临床用药中意外损坏药品的请领制度

1. 临床用药过程中，因操作不慎等原因使已领取的药品破损或配错等情况时有发生，导致药品不能使用，需要重新领取药品，但患者拒绝再付费，给治疗带来了困难。

2. 为了解决这一实际问题，经医务处、财务处与药剂科会商后暂定，由当事人填写“北京协和医院临床用药中意外损坏药品请领表”，其中普通药品由病房护士长签字，贵重药品（HIS 中有标注）由病房护士长与科主任分别签字后，持科室白支票到病房药房记账领取药品。

3. 医院将对此类意外损坏药品的申领进行不定期汇总并公布。

第十一节　临床科室基数药品管理制度

1. 各临床科室为抢救患者，方便患者夜间和假日及时诊治，可设立少量基数药。基数药以单剂量包装、急用品种为主。

2. 申请建立基数药或更改基数药应填写《基数药品登记表》一式两份，经所在科室主任、药剂科主任批准签字后，方可带内部支票和基数药登记表到药房领药。

3. 各科室基数药品的管理工作由科主任、病房护士长负责。由其指定一名责任心强、业务熟练的护士担任基数药品管理员，负责药品的备案、保管、有效期等具体工作。

4. 基数药品的配备，以满足临床需要的最小量为原则，其品种、数量不宜过多。

5. 原则上高危药品不设立基数。但血液科、肿瘤科、妇科可根据临床的特殊要求设立少量化疗药品作为基数，护士在执行医嘱时，记录所用高危药品批号(特别是长春新碱)。

6. 在药房领取基数药时，应当面检查并清点数量，过后不补。基数药使用后应及时向药房领取补充。

7. 药品领回后按"药品试剂安全储存制度"存放。尤其注意药品储存条件、有效期及储存安全性。片剂应贴明标签，注明药品名称、规格、有效期。

8. 临床科室负责基数药品管理的护士应定期检查基数药的有效期，按有效期的远近顺序进行摆放及使用。药品过期后不得使用。

9. 基数药品距有效期 6 个月时，病房可持药品到药房根据情况协商更换。冰箱保存等不能更换的药品，临床科室应在距离有效期 1 个月时，持内部支票到病房药房领取新的药品，同时将原药品自行报损。特殊管理药品如"毒、麻、精一"基数药品报损后，应交药剂科统一销毁。

10. 如需减少药品基数，临床科室应填写《基数药品登记表》一式两份，经所在科室主任、药剂科主任批准签字，将减少基数的药品返还药房。

11. 药房每季度到临床科室检查基数药品一次，内容包括：药品质量、贮存条件、账物相符、有效期、特殊药品管理等。

第十二节 差错事故管理制度(附差错报告表)

1. 定义

(1) 差错：指药剂科在制剂生产、药品检验、药品供应保管、药品分装、处方调剂和仪器设备使用中发生的违反规程的操作或过失错误，并给正常工作、药品管理或患者造成不良影响或损害后果的情节较轻的行为。

(2) 事故：凡经相关鉴定部门认定由过失配错药品而造成患者死亡、伤残、组织器官损伤等严重不良后果的医疗事件。

2. 差错、事故的分类

差错：分为内部差错、出门差错和发出差错三类。

事故:为已造成上述严重不良后果的过失行为。

(1) 内部差错:在配方发药、库房管理和制剂生产等工作中发生的,经本人和其他科内人员发现后,及时更正,未发生无法纠正的后果的差错,包括以下几种情况:

1) 毒麻药品的实耗与统计数量不符而无法溯源的。

2) 制剂配制过程中因加错药、少加药或不遵守操作规程等而导致返工的;无正当理由(无法克服的客观原因)导致成品发霉、变质的。

3) 因滴定液、试液、指示剂等配制、标定错误而影响检查结果的。

4) 调剂室、药库的药品产地、规格、批号等与库存药品验收记录不符的;账物管理混乱,造成账物严重不符的(自行发现原因并及时、正确处理者除外)。

5) 精密、贵重仪器使用时不遵守操作规程,造成器械损坏或性能下降的(注:进修、实习人员发生的差错由带教老师承担)。

(2) 出门差错:在配方发药等工作中发生的,药品虽已发出,但经本人和其他科内人员发现并在患者使用前追回的差错。

(3) 发出差错:由患者、医务处、院办或门诊部等反馈的差错。包括:

1) 外部发现的、不论患者使用与否的差错,包括发错药、发错剂量(少发、多发、漏发或用药频度错误)、发错患者、配伍禁忌,或内部发现而患者已用药但对病情、健康无影响的差错。

2) 分装药品:所贴药品标签与内装药品不符的;数量不对而发给患者的;过期或失效药品分装发放给患者的。

3. 差错分级判定标准

(1) 一般差错:发生后及时纠正,未造成危害及损失或未引起不良影响的差错。

1) 配、发错普通药品,用于患者未影响患者病情的。

2) 配、发错毒、麻、精神药品,及时发现追回而未用于患者的。

3) 不按处方发药,多发或少发(结合包装发放给患者应除外),经查出的。

4) 违反相关制度、规范、常规等,未造成严重后果的。

(2) 严重差错:超出一般差错性质外的差错。

1) 毒、麻、一类精神药处方错配、遗漏、超量或服法错误等已用于患者,未产生严重影响的。

2) 麻醉、一类精神药品管理不善、造成药品丢失的。

3) 脱岗,致取药者久等,延误患者治疗的。

4) 分装药品错误,已用于患者的。

5) 重要设备、器械因人为因素致主要部件损坏、影响正常工作的。

6）账目混乱、保管不善和药品未及时养护，致大量药品过期、变质的。

4. 差错、事故的登记、报告及处理

（1）各组需分别建立差错与事故登记本，由组长责成专人负责如实登记发生差错与事故的经过、原因及处理结果，并及时在组内组织讨论和总结，吸取教训，减少和避免类似现象的发生。

（2）登记内容包括：发生日期、差错内容与性质、责任人姓名、核对人姓名、患者姓名、发现者及发现经过、处理结果等。

（3）差错、事故发生后，应立即报告组长并登记；由组长及时上报科主任，并视情节轻重，与医务处、门诊办公室或院办进行沟通，必要时逐级上报至主管院长。如不及时报告、登记或有意隐瞒者，一经发现，视情节轻重予以严肃处理。

（4）差错、事故发生后，要积极采取补救措施，以减轻或消除因差错、事故所造成的不良后果和损失。

（5）差错、事故责任人处罚办法依照科有关规定执行。对已发生医疗事故责任人则按医疗事故处理条例有关规定执行。

（6）检查复核人员如未发现差错事故，也负有同样责任。

（7）虽调配人员调配无误，但因发药人员的失误造成的差错事故，应由发药人承担主要责任。

（8）对多次出现差错者加重处理。重复出现类似差错者，将追究当事人及组长的责任。

（9）差错、事故记录每月底由各组长汇总后，上报科室，转交差错小组汇总分析。

（10）差错小组应定期组织对发生的差错、事故进行讨论、分析，找出发生的原因和性质，从中吸取教训，制定预防措施；定期在科培训会上介绍提醒。

（11）全体员工要严格执行各岗位职责、操作规程，有效防止和避免差错和事故的发生。

（12）逐渐建立差错管理基金，专款专用。

附表：差错报告表（表 1-2-3）。

表 1-2-3 差错报告表

差错发生日期: 年 月 日 差错发现日期: 年 月 日

差错等级划分:此差错属于第 等级

<table>
<tr><th>项目(等级)</th><th>内部差错</th><th>出门差错</th><th>差错承担者</th></tr>
<tr><td>1</td><td rowspan="4">门诊:
配发的过程中出现错误,但已经及时纠正,未出窗口的
住院:
在配发给护士的过程中出现错误,及时纠正的</td><td>药品发出,品种无误,数量有差异</td><td>配方主要,发药次要</td></tr>
<tr><td>2</td><td>药品发出,品种错误,未使用的</td><td>配方、发药双方</td></tr>
<tr><td>3</td><td>药品发出,品种无误,用法用量交代错误
3-1 未使用,及时发现更正
3-2 使用后,因剂量小,疗效降低
3-3 使用后,因剂量大,毒副作用增大,但未造成严重后果
3-4 使用后,过量造成严重后果</td><td>发药</td></tr>
<tr><td>4</td><td>药品发出,品种错误,已使用
4-1 无效,且无不良反应
4-2 无效,但有轻微不良反应
4-3 疗效降低,病情缓解慢
4-4 药品毒副作用导致不良后果
4-5 造成严重不良后果</td><td>配方、发药双方</td></tr>
<tr><td>5</td><td colspan="3">因为服务态度问题,患者投诉到卫生部信访办、卫生局信访办、医务处、党办、院办、门诊部等有关部门,对医院和药剂科的形象、声誉有重大影响的。经核实无误后责任由被投诉者承担</td></tr>
<tr><td>6</td><td colspan="3">由于医师处方错误导致的药品品种、用法用量的错误。责任由医师自己承担</td></tr>
</table>

差错中相关药品信息:

药品商品名: 通用名: 生产厂家: 规格: 包装:

引发差错的因素:(调配错、处方书写不清、缩写、药名读音相似、外观包装相似、分装、其他)

差错中相关人员信息:

患者: 年龄: 性别: 病历号: 临床诊断:

责任人: 岗位: 职称:

相关人员: 岗位: 职称:

差错经过详述:

差错分析及预防措施:

报告表填表人: 工作间负责人: 科室主任:

填表日期:

第十三节 药事管理应急预案

1. 预警系统启动 按照医院要求启动。

2. 组织机构 在医院突发事件管理小组领导下工作,由科主任或支部书记担任组长。

3. 工作内容

(1) 制订、审核治疗、抢救及预防用药目录、方案、数量。

(2) 全体人员预留24小时联系电话,并及时更新。

(3) 组长负责突发事件中的人员整合,进行战时动员,稳定职工情绪、生活保障等方面的工作,包括各组工作人员的重新定岗、人员调配、新组建临时性岗位的人员安排、制定绩效考核方案、排班。一旦进入紧急状态,应宣布全科停休,保证与上级领导沟通渠道的通畅。

4. 分工

(1) 药库组长和制剂室组长:负责保障药品供应,从多渠道获取药品信息,进行市场信息的追踪;并根据医院制定的治疗指南或专家组意见做基本采购计划,进行应急采购或配制、保管、发放工作。

(2) 调剂组长:负责进行医院日常药品的调剂工作,执行其他与调剂相关的临时性任务,做好药品领发、排班、账物管理等工作,做好面向患者的用药咨询和宣传工作。

(3) 临床药学及资料室人员:及时收集整理药物信息,以适当的方式向临床传递合理用药信息,做好ADR监测、报表的收集和上报,有条件的建立药历。积极申报参与相关课题研究。

(4) 药检室:负责药品、自制制剂、捐赠药品质量控制,对质量有疑问、性质不稳定的药品进行检测,登记捐赠药品并查验每批次的质检报告和有效期。

(5) 应由科室负责安排一名药师参与捐赠接受小组的工作,从专业角度和本医院的实际情况出发,选择符合本院意愿或所需的捐赠药品。既要考虑实现捐赠者的意愿,符合法律、法规要求,又要使捐赠药品得以合理使用、避免浪费。

5. 遇到因质量问题或安全隐患等突发事件:参照相关规定执行。

6. 配合医院主管部门加强对毒麻药品库及易制毒品的安全管理。及时布防,按规定做好物品的日常账卡登记。遇突发事件时,各责任人应立即报告科主任和保卫处;必要时,报告主管业务和保卫的院领导,并上报辖区卫生局与药品监督管理部门,做好有关登记。

第十四节 药房信息管理系统(PIS)应急预案

1. 目的 虽然PIS本身具有很高的可靠性,但作为直接面对患者的业务处理系统,其一旦因各种原因意外中断,对业务处理影响重大。而且PIS只是北京协和医院信息化项目的一部分,需要和HIS进行连接,以完成药剂科的业务处理。此应急预案的目的在于指导PIS正式系统之操作者(即PIS最终用户)如何应对HIS和PIS的意外中断,以及如何在系统恢复后进行数据补录。因为系统的集成性,很多工作需要各操作岗位协作完成。本计划主要涉及以下问题:

(1) PIS不能进行正常操作,最终用户首先应该如何处理?

(2) 在PIS中断的情况下,如何处理业务?

(3) 在HIS中断的情况下,如何处理业务?

(4) 在PIS恢复运行以后,最终用户应该如何操作以保证PIS中数据的准确和完整?

(5) HIS和PIS之间的相互通知体系,两个系统之间如何进行同步?

2. 范围 本文内容针对PIS正式系统的操作者及各工作间负责人、科室领导,以及信息中心负责PIS的责任工程师和领导。

3. 前提条件

(1) "正式系统"指各应用单位用于支持实际业务的PIS,该系统版本为SAP ERP 2004,基于SQL 2000数据库和Windows NT 2003操作系统。

(2) 应急预案特别针对PIS因意外原因不能被最终用户正常访问的情况,即PIS服务器系统停机/中断,或网络中断的情况,并且该情况持续超过业务连续性所允许的范围,如超过1个工作日。同时,本计划也可作为计划停机情况下或意外情况持续不超过1个工作日时,为操作者提供的参考。

4. 紧急情况的发现和处理

(1) PIS的日常操作者在发现自己不能正常使用PIS时,应及时联系PIS项目组、或药剂科PIS责任人、或信息中心负责PIS的工程师以解决问题。在相关技术支持人员确认为PIS服务器系统问题或网络问题导致最终用户暂时不能正常使用操作PIS后,各工作间的操作者应根据技术支持人员预计的问题可能持续的时间,考虑提请启动应急预案。

(2) 如果技术支持人员暂时不能预计问题持续时间,各工作间的操作者应按PIS不能正常运行时间超过2小时或预计修复时间超过6小时标准来评估应急预案是否应提请启动。

(3) 应急预案启用:如评估确认需要启动应急预案,由药剂科与信息中心协商后，报告医院领导，启动应急预案。问题解决后，仍以相同方式结束应急预案。

(4) 系统恢复：由技术支持人员确认后通知药剂科和信息中心，由信息中心通知全院，并对问题发生和解决的情况作详细记录，以备核查。

第十五节 抢救药品管理办法

为保证临床抢救药品的及时使用，维护患者的生命安全，特制订本办法。

1. 常规抢救药品管理办法

(1) 药库要保证常规抢救药品的合理库存量，并按药品贮藏要求妥善保存。

(2) 各药房应统计本药房所使用的常规抢救药品的品种，保证药品的合理库存量并妥善保存，定期检查药品有效期。

(3) 对临床必须准备且不经常使用的抢救药品，要置于明显位置并注有显著标识，定期检查药品有效期。

(4) 距有效期不足3个月的常规抢救药品及距有效期不足6个月的临床必须准备且不经常使用的抢救药品应及时退回药库，领取远效期抢救药品。

(5) 库管员将退回的抢救药品及时告知采购员，由采购员联系供货商，按《北京协和医院药品退库管理制度》办理退换货手续。

(6) 病房药房应监管各病房抢救药品基数的管理工作，保证抢救药品及时使用。

2. 临时购进抢救药品管理办法

(1) 购药办法及申请表格参阅第一篇第一章第二节“关于临时申购药品的管理办法”。

(2) 临床科室提出购药申请，首先报所在科室主任同意，交药剂科初审时应提供更多的药品相关信息(如药品生产厂家、经销商等)，以便抢救药品的及时采购，保证使用。

(3) 临时申请采购抢救药品仅限一次性购入，下次使用需重新申请，且申购数量以经销商最小销售单位计算(如5支/盒、10支/盒)，多余药品由申请人事先与患者家属协商后，一并领取。

3. 抢救药品的采购、供应、保存过程中，除特殊原因外，因工作失误无法保证临床使用造成不良后果的将追究相关责任人责任。

第二篇 操作规程

第一章 药事管理操作规程

第一节 新药申请及审批流程(201106版)

1. 申请人完成内容

(1) 申请人资质:在职的副高职称及以上人员。

(2) 填写"北京协和医院新药申请表"(见表2-1-1)并准备相关材料。

(3) 完成申请表中需要进行的查询和审核。

1) 对多科用药的进入,需要由主要科室提出,其他科室可附属意见(如降压药由心内科提出,肾内科和内分泌科可补充意见)。

2) 对拟暂停或替换的多科用药,需主要用药科室主任签字同意。

3) 中成药需请中医科专家解方,扼要说明该组方的必要性和合理性。

(4) 未中标的药品不得提出上会申请。

2. 科主任完成内容

(1) 建立科室新药遴选组(副高职称及以上人员),组织科室新药遴选会。

(2) 申请人在科室新药遴选小组会上介绍药品→经遴选组成员讨论后,在"北京协和医院临床科室新药遴选表"(见表2-1-2)中填写意见,如同意、替换、不同意或暂缓申请→根据科室遴选会结果,科主任对同意申请上会品种进行排序。

(3) 可申请上院药事会的次数,每个药品限2次。

(4) 按照卫生部要求,我院处方集的药品不得多于一品两规。

(5) 按照卫生部和北京市卫生局的要求,三级综合医院西药的品规数不多于1300种,中成药不多于200种。各科应严格把握进一出一的原则。

表 2-1-1 北京协和医院新药申请表

1. 以下由申请人填写　　　　　　　　　　　　　　申请受理编号

申请科室		申请人			职称		电话/手机	
药品基本信息	药品名称	中文名	剂型		规格		贮存条件	
		英文名	批准文号				有效期(年)	
		商品名	中标价		零售价		中标序号	
	报销状态		医保目录编号					
	生产厂商		联系人电话与 Email 地址					
	经销商		联系人电话与 Email 地址					
适应证及用法用量						主要特点(侧重与我院现有同类品种比较)		
对其他同类品种的影响	建议替代的品规： 替代理由： 其他主要用药科室主任意见及签字：							

2. 以下由申请人所在科室填写(如为中成药,由申请人请中医科专家解方并在此栏内签署意见)

临床科室专业组讨论意见 参会人签字　　　　　　　　科主任签字　　　　日期

3. 以下相关资质由厂商提供,交申请人,并由申请人所在科室审核合格后交药剂科

药品生产许可证	药品注册批件	GMP 证书	企业法人营业执照	物价批文	说明书样稿	药品实样
□	□	□	□	□	□	□

4. 以下药品相关信息由药剂科填写

贮存条件：	□室温	□音似/形似	顺应性问题：
	□ 2~8℃	□虚刀线易开防盗盒	
	□ 20℃以下	□特殊管理药品	
	□其他		

5. 以下由药事会填写

核心组讨论意见 是否做临床观察　是□　否□ 日期　　若需要做临床观察,转药理中心　　签收人
药事管理与药物治疗学委员会讨论意见 □通过　本组参会评审专家____人,有效票____张,得票超过 2/3 为____张,本药得票____张。 □未通过 药剂科主任签字　　　　医务处长签字　　　　主任委员签字

2012 年 1 月版

表 2-1-2　北京协和医院临床科室新药遴选表(　　　科)

序号	申请人	药品名称		生产厂家	规格	零售价	医保	中标	院内现有同类药品及价格	可替换品规	科室小组讨论结果汇总(人数)			
		中文名(通用名＋商品名)	英文名(INN 名)								同意	不同意	替换	暂缓进

注:请将本科申报的新药根据必需的程度进行排序,左侧的序号应为科室排序结果。交纸质材料同时上交其电子版

(6) 参会人员和科主任签字。

(7) 科室汇总填写“北京协和医院临床科室新药遴选表”，定期(每月第一周)递交药剂科办公室。

3. 药剂科和药事会秘书组完成内容

(1) 定期汇总各科室递交、申请本次上会的所有“北京协和医院临床科室新药遴选表”，填写“北京协和医院新药评审表”(见表 2-1-3)。

(2) 分至相关专业组。目前初步分为“抗感染药、消毒剂和外用药”，“抗肿瘤药、生物制品、免疫制剂”，“心血管药、代谢和内分泌用药、肾病用药及其他”三大组。

4. 药事会工作组完成内容

(1) 在纪委监督下，医务处从委员(专家库)中抽取相关领域人员组成专业药品专家评审组[实行申请新药者回避制度，在该次会上不得入选委员(专家库)]。

(2) 召开药事会相关专业组会议评审新药。

5. 药事会评审新药

(1) 按相关专业组，组织会议进行评审。

(2) 各科室主任介绍科室新药遴选组收到的申报药品特点、讨论意见和排序→委员提问或讨论→投票表决。

(3) 表决程序：每位委员最多可投申请总数的 2/3 同意票(迟到、早退、中途离开会场较长时间的，均不得投票或票作废)。

(4) 在纪委监督下，医务处计票，该药品的同意票数超过参会委员人数的 2/3 即为通过。

6. 各种表格及资料交回药剂科整理后，结果由药剂科主任、医务处处长、主管院长和药事会主任委员签字→过会品种上传到局域网，药剂科执行采购任务。

附图：新药申购流程图(图 2-1-1)。

表 2-1-3　北京协和医院新药评审表

如同意，请在投票意见栏划“○”，如不同意，请划“×”

序号	科室	申请人	药品名称		生产厂家	规格	零售价	医保	中标	院内现有同类药品及价格	可替换品规	科室小组意见	院药事会	
			中文名（通用名＋商品名）	英文名（INN 名）									上会次数	投票意见

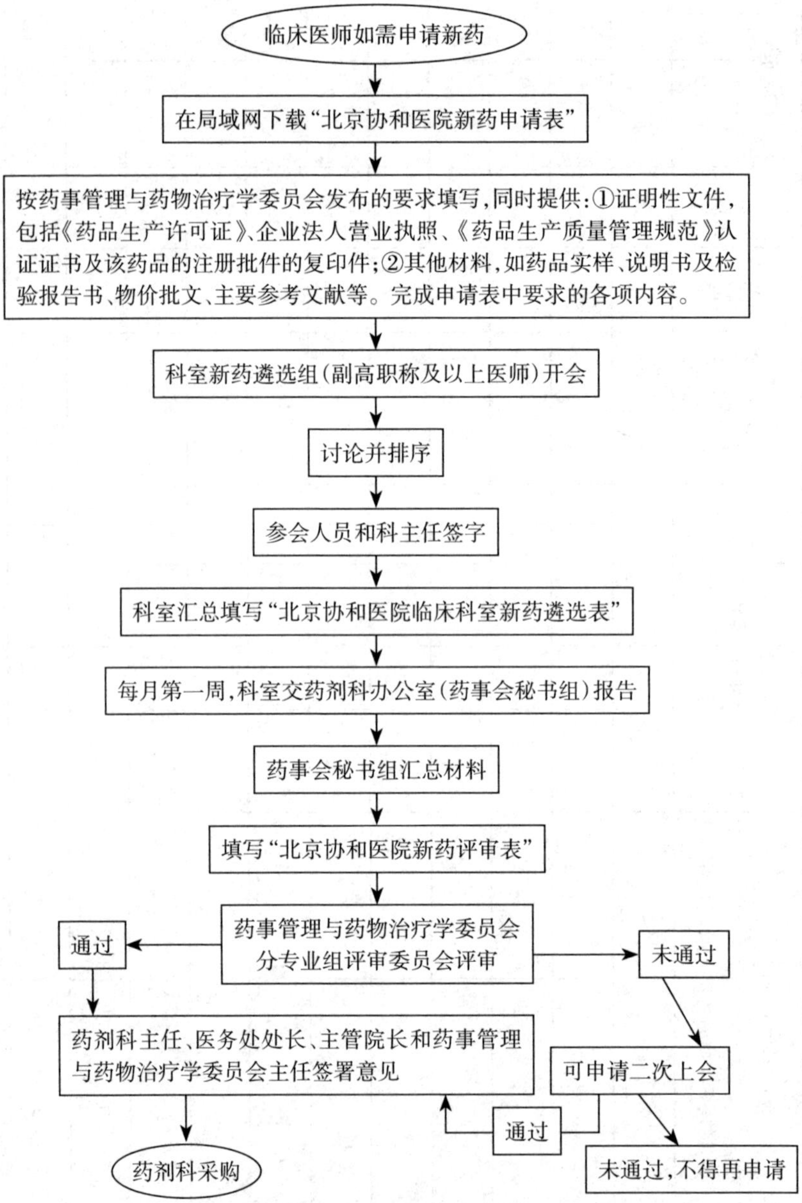

图 2-1-1 新药申购流程图（201106 版）

注：评审表不得由医药代表向药剂科递交。

第二节　临时申购药品规程(201106 版)

临时申购药品是指未经医院药事会审批的临床急需药品。依据医院药事管理制度,对虽已上市但尚未进入我院用药目录的药品一般不常规购入,但针对临床某些特殊情况,可经过单独申请和批准临时申购。

申购流程:医师申请(以病房主管医师为宜)并递交审批表(见表 2-1-4)→

表 2-1-4　北京协和医院临时申购药品审批表(2010 年 1 月版)

病房主治医师姓名 / 工号		科室		电话	
申请日期		病房		电话	
患者姓名		病案号		临床诊断	
药品基本信息(由申请人填写)					
药品名称	通用名			请购数量	
	英文名			参考价格	
	商品名		剂型规格		
生产厂家				联系电话	
申请原因、用药目的(侧重与同类品种比较,或临床迫切需要的原因) • 是否有循证医学证据?　□有　□无　□不清楚 • 院内是否有同类产品?　□无　□有　如"有"请提出申购的理由: • 建议人:　□科查房意见　□上级医师意见(请列出姓名)					
药品审批信息(由申请人送签)					
申请科主任意见	同意	不同意		其他	
	签名			日期	
专家意见	同意	不同意		日期	
	说明或建议			签名	
药剂科主任				日期	
医务处处长				日期	
药品执行信息(由药剂科填写)					
受理编号		受理人		受理日期	
批准文号		经销商			
备注					

科主任签字→必要时专家(药事会专家或院内资深同行 2 人以上)提出意见并签字→药剂科采购员查询是否中标、可否购得等→药剂科主任签字→医务处处长签字→特殊情况下必要时由主管院长签字→药剂科采购(仅购入一次使用量,并由医师一次性领用,原则上不办理退货事宜)→定期由采购员汇总临时购药申请报医务处、主管院长和纪委。

第三节 药品不良反应报告与监测规程

1. 药品不良反应监测和报告范围

(1) 药品不良反应(adverse drug reaction,ADR):是指药品在正常用法用量情况下,对疾病进行预防、诊断、治疗和调节生理功能的过程中出现的一系列有害的、与用药目的无关的反应。

(2) 药品不良事件(adverse drug event,ADE):是指药物治疗过程中出现的不良临床事件。它不一定与该药有明确的因果关系。为了最大限度地降低患者的用药危险,本着"可疑即报"的原则,对有重要意义的 ADE 进行监测。

(3) 报告范围:新药监测期内的国产药品应当报告该药品的所有不良反应;其他国产药品,报告新的和严重的不良反应。进口药品自首次获准进口之日起 5 年内,报告该进口药品的所有不良反应;满 5 年的,报告新的和严重的不良反应。医疗机构获知或者发现药品群体不良事件后,应当立即通过电话或者传真等方式报告所在地的县级药品监督管理部门、卫生行政部门和药品不良反应监测机构,必要时越级报告;同时填写《药品群体不良事件基本信息表》(见表 2-1-5),对每一病例还应当及时填写《药品不良反应 / 事件报告表》(见表 2-1-6),通过国家药品不良反应监测信息网络报告。

2. 药品不良反应信息的反馈与宣传

(1) 不良反应负责人将各临床科室上报及药剂科调剂部门收集的不良反应报告表汇总,并负责审查不良反应报告表填写情况,填写缺项的、不合格的应及时沟通填写完整。填写合格的不良反应报告表应在全国药品不良反应监测网络(http://www.adr.gov.cn/base/index.asp)逐份上报。

(2) 药剂科负责定期向药品不良反应原报告人、临床科室、药剂科等相关单位反馈有关信息,提醒用药者注意严重 ADR,常见 ADR 的发生情况,向医师和患者提供药品安全性方面的资料及用药注意事项。

(3) 药剂科负责将每季度北京市药品不良反应监测中心发布的北京市 ADR 季度报表总体情况反馈表、政策法规、国内外动态及院内药品不良反应典型病例在局域网络及《协和药讯》上及时发布。

(4) 药剂科负责对院内药品不良反应上报情况进行总结和年度分析,并将

表 2-1-5　药品群体不良事件基本信息表

<table>
<tr><td colspan="3">发生地区：</td><td colspan="2">使用单位：</td><td colspan="2">用药人数：</td></tr>
<tr><td colspan="3">发生不良事件人数：</td><td colspan="2">严重不良事件人数：</td><td colspan="2">死亡人数：</td></tr>
<tr><td colspan="4">首例用药日期：　　年　　月　　日</td><td colspan="3">首例发生日期：　　年　　月　　日</td></tr>
<tr><td rowspan="7">怀疑药品</td><td>商品名</td><td>通用名</td><td>生产企业</td><td>药品规格</td><td>生产批号</td><td>批准文号</td></tr>
<tr><td></td><td></td><td></td><td></td><td></td><td></td></tr>
<tr><td></td><td></td><td></td><td></td><td></td><td></td></tr>
<tr><td></td><td></td><td></td><td></td><td></td><td></td></tr>
<tr><td></td><td></td><td></td><td></td><td></td><td></td></tr>
<tr><td></td><td></td><td></td><td></td><td></td><td></td></tr>
<tr><td></td><td></td><td></td><td></td><td></td><td></td></tr>
<tr><td rowspan="4">器械</td><td colspan="2">产品名称</td><td>生产企业</td><td colspan="2">生产批号</td><td>注册号</td></tr>
<tr><td colspan="2"></td><td></td><td colspan="2"></td><td></td></tr>
<tr><td colspan="2"></td><td></td><td colspan="2"></td><td></td></tr>
<tr><td colspan="6">本栏所指器械是与怀疑药品同时使用且可能与群体不良事件相关的注射器、输液器等医疗器械。</td></tr>
<tr><td colspan="7">不良事件表现：</td></tr>
<tr><td colspan="7">群体不良事件过程描述及处理情况(可附页)：</td></tr>
<tr><td colspan="2">报告单位意见</td><td colspan="5"></td></tr>
<tr><td colspan="2">报告人信息</td><td colspan="2">电话：</td><td colspan="2">电子邮箱：</td><td>签名：</td></tr>
<tr><td colspan="2">报告单位信息</td><td colspan="2">报告单位：</td><td colspan="2">联系人：</td><td>电话：</td></tr>
</table>

报告日期：　　年　　月　　日

表 2-1-6 药品不良反应 / 事件报告表

首次报告□　　跟踪报告□　　　　编码：________

报告类型：新的□　严重□　一般□　　报告单位类别：医疗机构□　经营企业□　生产企业□　个人□　其他□________

患者姓名：		性别：男□女□	出生日期：　年　月　日 或年龄：		民族：	体重（kg）：	联系方式：	
原患疾病：			医院名称： 病历号 / 门诊号：		既往药品不良反应 / 事件：有□________无□　不详□ 家族药品不良反应 / 事件：有□________无□　不详□			
相关重要信息：吸烟史□　饮酒史□　妊娠期□　肝病史□　肾病史□　过敏史□________　其他□________								
药品	批准文号	商品名称	通用名称（含剂型）	生产厂家	生产批号	用法用量（次剂量、途径、日次数）	用药起止时间	用药原因
怀疑药品								
并用药品								
不良反应 / 事件名称：					不良反应 / 事件发生时间：　年　月　日			

续表

<table>
<tr><td colspan="5">不良反应 / 事件过程描述（包括症状、体征、临床检验等）及处理情况（可附页）：</td></tr>
<tr><td colspan="5">不良反应 / 事件的结果：痊愈□　好转□　未好转□　不详□　有后遗症□　表现：________
死亡□　直接死因：________　死亡时间：　年　月　日</td></tr>
<tr><td colspan="5">停药或减量后，反应 / 事件是否消失或减轻？　是□　否□　不明□　未停药或未减量□
再次使用可疑药品后是否再次出现同样反应 / 事件？　是□　否□　不明□　未再使用□</td></tr>
<tr><td colspan="5">对原患疾病的影响：不明显□　病程延长□　病情加重□　导致后遗症□　导致死亡□</td></tr>
<tr><td>关联性评价</td><td colspan="4">报告人评价：　肯定□　很可能□　可能□　可能无关□　待评价□　无法评价□　签名：
报告单位评价：　肯定□　很可能□　可能□　可能无关□　待评价□　无法评价□　签名：</td></tr>
<tr><td rowspan="2">报告人信息</td><td colspan="2">联系电话：</td><td colspan="2">职业：医师□　药师□　护士□　其他□________</td></tr>
<tr><td colspan="2">电子邮箱：</td><td colspan="2">签名：</td></tr>
<tr><td>报告单位信息</td><td>单位名称：</td><td>联系人：</td><td>电话：</td><td>报告日期：　年　月　日</td></tr>
<tr><td>生产企业请填写信息来源</td><td colspan="4">医疗机构□　经营企业□　个人□　文献报道□　上市后研究□　其他□________</td></tr>
<tr><td>备　注</td><td colspan="4"></td></tr>
</table>

结果发布在局域网络及《协和药讯》上。

(5) 负责开展 ADR 的宣传、培训、咨询工作。组织开展 ADR 监测方法的研究工作。

第四节 药品质量问题报告及处理规程

1. 药品质量原因,包括:注射剂颜色变化、溶液内有异物、成分异常析出、花片、裂片、缺片、乳剂油水分离等,在正常验收、储存过程中非人为因素造成药品质量问题无法使用的药品退库遵循本规定。

2. 患者对药品质量进行投诉时,药房人员应认真了解药品质量情况,核实、核对药品,并要求患者填写"北京协和医院药品质量登记表"(以下简称"质量登记表",见表 2-1-7)中各项内容,签字确认,由药房人员填写意见、签字后,将药品一并退回药库。同时药房人员应在"药房药品质量登记本"进行登记,退库药品需由库管员在该登记本签收。如确认存在质量问题时,应及时给予更换。对出现的重大质量问题,应及时向科主任报告。

3. 各病房人员在药品使用过程中发现药品存在质量问题时,应及时向本科室领导汇报,妥善保存药品及外包装,如实填写"质量登记表"中各项内容,经手人及科室负责人签字后,交药房人员,由药房人员填写意见、签字后,将药品一并退回药库。药房人员对药品质量易分辨,确认存在质量问题时,应及时给予更换。对出现的重大质量问题,应及时向科主任报告。

4. 各药房人员在药品储存、发放过程中发现药品存在质量问题时,应及时向本科室负责人汇报,如实填写"质量登记表"中各项内容,经手人及科室负责人签字后,与药品一并退回药库。对出现的重大质量问题,应及时向科主任报告。

5. 药房人员同时应在"药房药品质量登记本"进行登记,药品退库时应由库管员在"药房药品质量登记本"签收确认。

6. 库管员收到退库药品时应进行核实,并核对"质量登记表"中各项内容,并在"药库药品质量登记本"上进行登记和编制登记表编号,并将登记表编号填写于"质量登记表"上,库管员在"药库意见"栏内填写意见并签字后,将"质量登记表"交采购员,采购员在"药库药品质量登记本"上签字确认后,由采购员联系供货商及生产厂家进行质量追溯,退库药品由库管员放入不合格区待查。必要时应拍照存档备查。

7. 采购员接到"质量登记表"后,及时与供货商或厂家代表联系,来我院解决药品质量问题,必要时向科主任汇报。

8. 对质量原因不明确的药品,可由供货商或厂家代表签收后,将药品带回厂家进行检测和质量追溯,在协定的时间内,出具质量检验报告和相关文件加

表 2-1-7　北京协和医院药品质量登记表

登记表编号：

<table>
<tr><td colspan="2">药品名称：　　规格：　　数量：　　生产厂家：　　批号：　　有效期：</td></tr>
<tr><td rowspan="2">反映人</td><td>患者姓名：　年龄：　取药地点：　　住址：　　　联系电话：　　日期：</td></tr>
<tr><td>□病房＿＿＿＿＿＿病房
□科室＿＿＿＿＿＿科室　反映人：　　联系电话：　　日期：</td></tr>
<tr><td>药品质量情况及过程</td><td>（反映人填写）

反映人：＿＿＿　科室及病房负责人：＿＿＿</td></tr>
<tr><td>调剂室意见</td><td>（各药房填写）

于＿年＿月＿日交库管员
经办人：＿＿＿</td></tr>
<tr><td rowspan="2">库房意见</td><td>于＿年＿月＿日交采购员
库管员：＿＿＿</td></tr>
<tr><td>于＿年＿月＿日＿时＿分联系供货方人员　姓名：＿＿＿　电话：＿＿＿
于＿年＿月＿日＿时＿分联系生产厂家人员　姓名：＿＿＿　电话：＿＿＿
承诺于＿年＿月＿日来我院解决药品质量问题
采购员：＿＿＿</td></tr>
<tr><td>科主任意见</td><td>
盖章（或签字）：＿＿＿</td></tr>
<tr><td>药品解决情况</td><td>于＿年＿月＿日带回上述药品　□盒　□支　□瓶，进行药品质量检验，
承诺于＿年＿月＿日反馈质量检测结果。

解决人：＿＿＿　日期：＿＿＿</td></tr>
<tr><td>质量反馈情况</td><td>于＿年＿月＿日回馈药品质量报告（□有 / □无），相关材料（□有＿＿＿/ □无）
于＿年＿月＿日进行药品　□退药　发票号：＿＿＿
□换药　批号：＿＿＿　有效期：＿＿＿

采购人：＿＿＿　库管员：＿＿＿</td></tr>
</table>

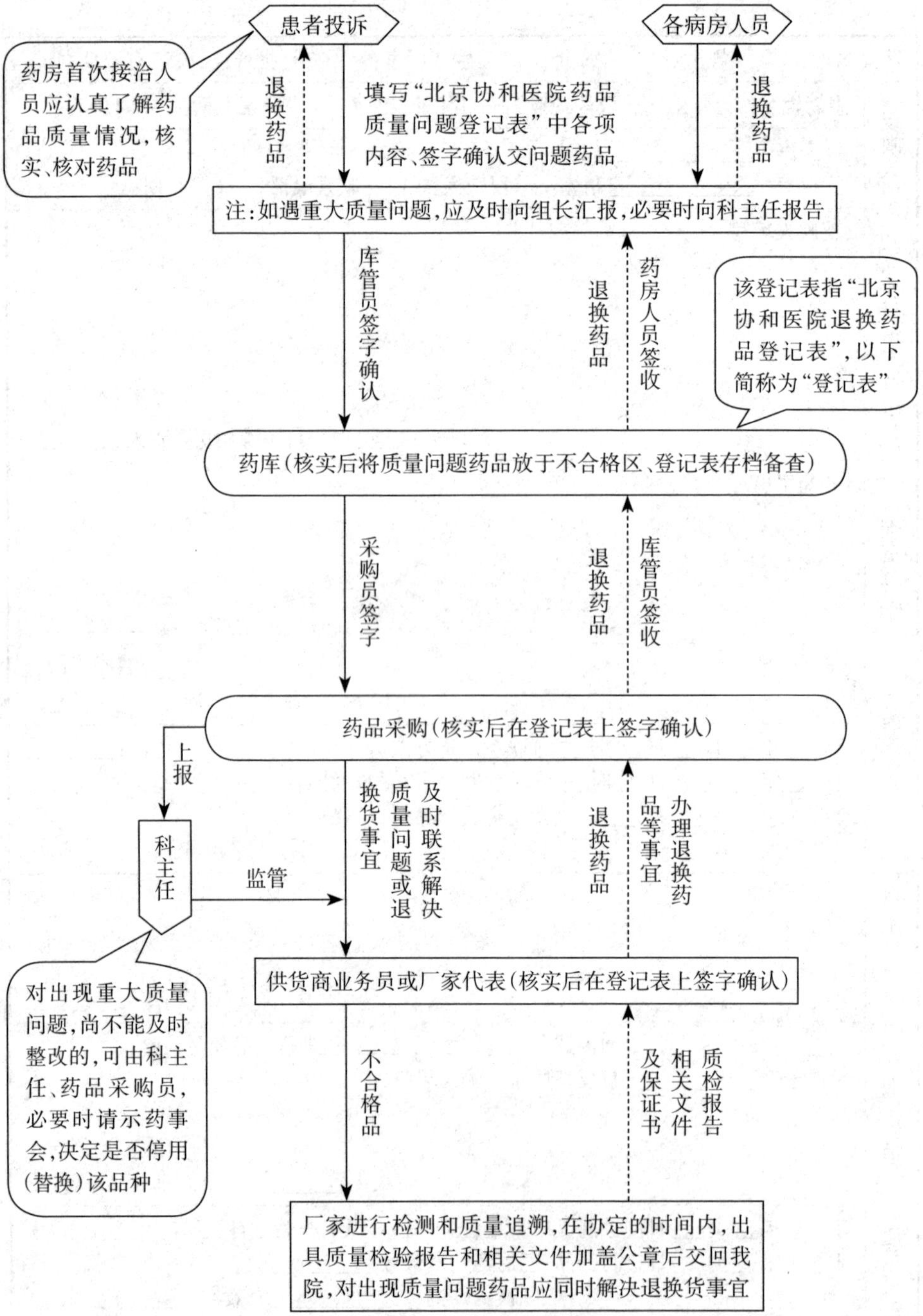

图 2-1-2 退换药品流程图

盖公章后交回药剂科，对出现质量问题的药品应同时解决退换货事宜。对出现重大质量问题，尚不能及时整改的情况，可由科主任、药品采购，必要时请示药事会，决定是否停用（替换）该品种，确保患者用药安全有效。

9. 采购员在收到药品质量报告、相关文件或退换药品后，应及时向科主任汇报情况。在“质量登记表”和“采购员药品质量登记本”登记后，将药品质量报告、相关文件或退换药品交库管员，由库管员在“采购员药品质量登记本”处签收。采购员及库管员在“质量登记表”中“药品质量反馈情况”栏内签字确认后，“质量登记表”由库管员存档备查。

10. 库管员应在“药库药品质量登记本”登记，并通知药房人员药品质量反馈情况。由药房人员领取退换药品，并在“药库药品质量登记本”上签收后，联系药品质量投诉人，反馈药品质量情况及办理退换药品事宜。并在“药房药品质量登记本”记录备查。

附图：退还药品流程图（图 2-1-2）。

第五节　药品用量动态监测、超常规用药预警及分析规程

1. 每月对药品用药金额或用量进行动态监测，评价本院所用药物的用量变化情况。

2. 对药品用量动态监测中发现的超常规用药进行相应的调查分析，并生成预警信号，将数据上报医务处、药事会和院质控中心，对其进行临床干预。

3. 药品用量动态监测的药物种类包括：全部西药、中药、生物及血液制品、抗菌药四类。对抗菌药用药进行重点监测，为抗菌药使用的干预和管理，提供数据。

4. 药品用量动态监测方法包括

(1) 监测周期每月 1 次。

(2) 数据来源：PIS 的药品每月出库金额按四大类药物分别进行统计。统计内容包括用药品种（通用名及商品名），用药金额，用药变化百分比（与前月比较）等。

(3) 每类药物只截取前 20 位用药品种进行排序及用药增减的趋势分析。

(4) 每月统计工作由临床药学组完成。将统计结果上报科室归档备查。

第六节　处方点评操作规程

处方点评是医院持续医疗质量改进和药品临床应用管理的重要组成部分，

是提高临床药物治疗学水平的重要手段。为规范医院处方点评工作，提高处方质量，促进合理用药，保障医疗安全，根据卫生部颁布的《医院处方点评管理规范（试行）》和《处方管理办法》等相关规定，制定我院处方点评制度。

1. 我院处方点评工作在医院药事会领导下，由医务处和药剂科共同组织实施。

2. 成立临床医学、临床微生物学、医疗管理、医院药学等多学科专家组成的处方点评专家组（简称专家组），为处方点评提供技术支持；成立医务处、药剂科、信息中心、病案室、门诊部和医保办等部门组成的处方点评工作组（简称工作组），工作组在专家组的指导下根据《医院处方点评管理规范（试行）》要求开展各项具体工作。

3. 专家组（各临床科室）和工作组（医务处、药剂科、信息中心、病案室、门诊部和医保办）应常规设立具体人员，加强内部沟通，提高效率。

4. 专家组的具体职责是指导处方点评工作组的各项工作，为处方点评提供专业技术支持；对有疑问的处方，专家组应指导工作组进行结果判断，并对工作组进行专业培训。

5. 工作组的具体职责是在专家组的领导下实施处方点评的各项具体工作，如处方的抽取、处方点评结果的初步判断、处方点评工作表的填写和汇总等。工作组应定期召开工作会议，加强内部沟通和业务培训。

6. 医务处负责处方点评工作的协调、组织和指导工作；药剂科临床药学组负责处方点评的各项常规工作；信息中心负责处方点评工作的信息需求和处方的随机取样；病案室负责出院病例的抽取工作；门诊部和医保办根据相关规定参与处方点评工作。

7. 处方点评的范围包括门急诊处方和病房医嘱（包括出院病历）。门急诊处方的抽样率不应少于总处方量的1‰，且每月点评处方绝对数不应少于100张；病房（区）医嘱单的抽样率（按出院病历数计）不应少于1%，且每月点评出院病历绝对数不应少于30份。

8. 处方抽取的原则是每月随机抽样，由信息中心提供随机抽取的处方号或医嘱单号。病案室每月需要抽取不少于30份的出院病例。

9. 处方点评结果分合理处方和不合理处方。评价标准根据卫生部《医院处方点评管理规范（试行）》判断。工作组对处方点评的结果进行初步判断，如对点评结果存在疑问，应及时上报专家组。

10. 处方点评周期是每月一次，每月10日前工作组对上个月处方进行点评，并将点评结果上报医务处。

11. 逐步建立专项处方点评制度。即对特定的药物或特定疾病的药物（如国家基本药物、血液制品、肠外营养制剂、抗菌药物、辅助治疗药物、激素等临床使用及说明书之外用药、肿瘤患者和围术期用药等)使用情况进行的处方点评。

12. 医院药事会和医务处根据处方点评结果,制定本院临床用药质量管理和药事管理改进措施,提高合理用药水平,保证患者用药安全,并将处方点评结果作为重要指标纳入相关科室及工作人员绩效考核和年度考核指标,建立健全相关的奖惩制度。

13. 北京协和医院处方点评组织架构见图 2-1-3。

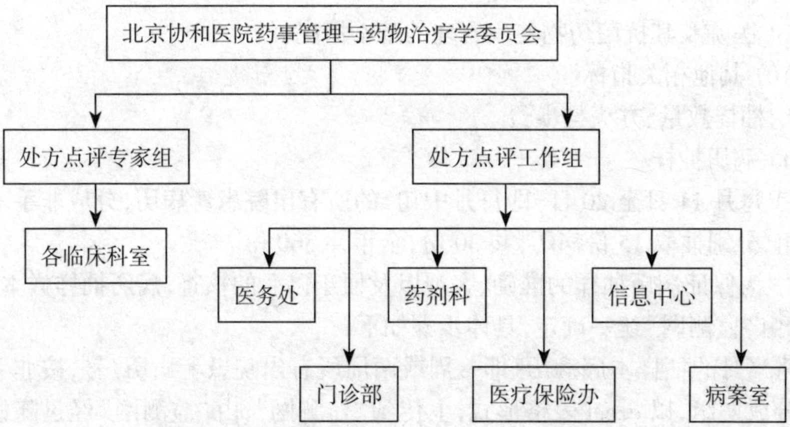

图 2-1-3　北京协和医院处方点评组织架构图

第七节　抗菌药物监测操作规程

1. 主要数据信息

(1) 月报数据:病例和处方

1) 住院患者非手术组抗菌药物使用情况(包括:病历首页、诊断、使用抗菌药物的用药医嘱及与之相关的实验室检查数据)。

2) 住院患者手术组抗菌药物使用情况(包括:病历首页、诊断、手术名称及时间、使用抗菌药物的用药医嘱及与之相关的实验室检查数据)。

3) 门诊患者处方抗菌药物使用调查情况。

(2) 季报数据:住院患者抗菌药物使用消耗情况。

(3) 年报数据:医院抗菌药物使用管理情况。

1) 医院及其抗菌药物使用管理的基本情况。

2) 医院医疗及药品收入、抗菌药物使用金额情况。

2. 主要统计指标

(1) 住院患者抗菌药物使用情况。

⑵ 非手术组抗菌药物使用情况。

⑶ 手术组抗菌药物使用情况。

⑷ 手术组清洁手术抗菌药物使用情况。

⑸ 门诊处方调查统计情况。

⑹ 住院患者抗菌药物使用强度。

⑺ 住院患者使用抗菌药物合理性评价情况。

⑻ 抗菌药物使用金额情况。

⑼ 医院及其抗菌药物使用管理的基本情况。

⑽ 其他相关指标。

3. 抽样数量、方法与步骤

⑴ 病历抽样

1) 每月 11 日至 20 日(即每月中旬)的所有出院患者病历,分成非手术和手术两组,分别抽取 15 份病历,共 30 份,全年共 360 份。

2) 为保证病历抽样的准确、客观以及便于以后的核查,病历抽样样本号(病历号)由“监测网”统一确定,具体步骤如下:

将当月的抽样本底病历(即一周或两周所有出院患者病历)号,按非手术和手术分成两组,以 excel 表格形式,上传到“监测网”,由“监测网”经过随机的方式确定抽样样本病历号,抽取相应的病历。

⑵ 门诊处方抽样:每月 16 日从当天的门诊普通成人处方中抽取 100 张处方。如遇 16 日为法定公休日或节假日时,将抽样时间提前至公休或节假日前的一个工作日。

1) 抽样间隔数的确定:以当日门诊普通成人处方总数除以所需抽取的样本数,得数取整,即为抽样间隔数。如处方总数为 982 张,用 982(张)除以所需抽取的样本数 100(张),得数 9.82,得数取整为 9,则“9”为该组的“抽样间隔数”,即每隔 9 张处方抽取一张作为调研样本,依此类推,直至抽取到所需样本数为止。

2) 首个样本处方的确定:采用随机检索的方式确定首个抽样处方在当日处方排列中的位置,即首个样本的顺序号。随机检索方式有多种,本方案以抽取人民币编号为例,介绍如何确定首个样本处方的顺序号:随机抽取一张人民币,以其编号的第一个阿拉伯数字作为抽取首个样本处方的顺序号,假设其编号为 AG67397130,其编号的第一个阿拉伯数字为“6”,则处方排列顺序第 6 张处方,即为首个样本处方。

3) 住院患者抗菌药物使用消耗量及品种数:每季度从医院信息管理系统(HIS)中提取出院患者抗菌药物消耗量、品种及品种数(按药品通用名统计)。

4) 医院基本信息及药品使用金额情况:每年度从医院统计部门或医院信息

管理系统中提取年度抗菌药物使用管理的基本情况，及药品收入、抗菌药物使用金额情况。

4. 数据上报时间及要求

（1）数据上报时间：根据卫生部的要求，自2011年起“监测网”的数据将实现网上直报。每月上报的相关数据资料应在其后的第二个月的月底前完成上报工作，即1月份的数据信息，在3月31日前完成上报，依此类推。

（2）数据要求

1）病历数据分两部分，每年度1、2、3、4、5、7、8、9、10、11月份的病历调查表只填写患者基本情况、出院诊断和用药情况，不做用药合理性评价；6、12月份的病历调查表在完成上述填写项目外，还要按要求做用药合理性评价。

2）住院患者抗菌药物使用消耗情况为季度报表，按药品通用名统计，只统计口服和注射制剂，外用药、抗真菌药和抗结核药暂不列入统计。

3）除6、12月份因需要进行用药合理性评价外，其余各月份中抽到的死亡或复杂病历，不得随意剔除。

4）病历调查表中，除眼科手术病历需填写眼用抗菌药物制剂外，其他报表和项目均不统计抗真菌药、各种外用抗菌药物制剂及含中药成分的抗菌药物。

5）因现在非手术和手术分组，是按照医院病案室的分类方法分组，所以出现有些小手术没有确切或准确的时间，遇到这种情况时，请将日期一定填写准确，具体时间，根据手术大小，估计一个时间填入，并在备注中说明。

6）遇有手术病历中没有记载手术类别时（主要指一些小的手术或无创手术），其手术类别按《抗菌药物临床应用指导原则》予以分类。

7）《非手术病人抗菌药物使用情况调查表》和《手术病人抗菌药物使用情况调查表》仍需要同时填写手工纸质报表，并按时邮寄至“监测网”办公室；已建立地区分网的成员单位，如分网有同样要求时，应一式两份，一份寄至“监测网”，一份寄至分网负责单位。

第二章

药品供应操作规程

第一节　药品购入的资格审定

依据《中华人民共和国药品管理法》第三十四条规定:药品生产企业、药品经营企业、医疗机构必须从具有药品生产、经营资格的企业购进药品。药品首次进入医院使用,必须审定以下资质:

1. 供应商资质　药品供应商必须提供合法、有效并加盖公章的《药品经营许可证》、《药品经营质量管理规范认证证书》(GSP 认证证书)和《营业执照》复印件,并出具加盖供应商印章和法定代表人签字的业务员委托书、业务员的推销员证及身份证的复印件各一份供我院备案。应严格按照《药品供应与质量保证协议》授权的范围和期限开展业务活动。当以上证件到期时应主动向乙方提供新的资质文件供乙方备案。

2. 生产商资质　提供生产企业的《药品生产许可证》、《企业法人营业执照》、《药品生产质量管理规范认证证书》(GMP 认证证书)、该药品注册批件、药品质量标准、说明书、外包装复印件。同时,所有复印件必须加盖生产厂家及供应商公章。

第二节　过会药品采购流程

过会药品定义:是指通过医院药事会批准进入医院使用的药品。分为常规使用药品和临用现进药品。

1. 常规使用药品

(1) 库管员根据各调剂室需求每周定期编制采购计划,通过药剂科信息管理系统(PIS)上传至采购员处。采购员对采购计划进行审核,必要时由科主任进行审核。

(2) 采购员审核完毕采购计划后,通过系统生成采购计划,导出 excel 表格。

(3) 采购计划发送至政府建立的“医药集中采购综合管理信息系统”,其中包含药品采购品种、规格、数量,并告知送货时间。同时要求供货方及时回复无货品种及具体到货时间。

1) 采购员将无货品种告知库管员,并将现有库存协调使用,确保临床用药。

2) 若无法保证临床使用的品种,药事会授权药剂科从招标目录中选择质量、信誉等较好的药厂或供应商处购进,并按照我院已有品种使用的厂家优先的原则,不定期汇总,报告药事会。

3) 长期无货品种,采购员应向供应商及生产厂家问明原因,同时要求供应商出具由厂家盖章的书面材料,并及时告知组长及库管员,上报科主任。药事会授权药剂科从招标目录中选择质量、信誉等较好的药厂或供应商处购进,并以我院已有品种使用的为优先原则,不定期汇总,报告药事会。

(4) 药品入库由库管员进行相应信息审核(详见第二章的第十三节“药库库管工作规程:药品验收与入库”)。

(5) 库管员将药品实物入库,并在药品发票上签字后,交药品信息管理员进行信息录入(详见第二章的第八节“药品库主数据信息建立及相关信息变化的维护等操作规程:发票入库”)。

(6) 新增品种需经药事会批准通过后,方可采购。非国药准字号、进口药无进口药品注册证的药品一律不得购入,除毒、麻、精外必须是中标品种。

(7) 新增购药渠道:原则上不新增供货商,如需增加,必须经科主任、药品采购小组讨论,药事会批准后,方可增加。采购员及库管员无权擅自增加新的购药渠道。

2. 临用现进药品　临用现进药品是指药事会已批准进入医院,但因价格昂贵或用量小等原因,不在药库备存的药品。

为避免药品过期造成经济损失,特制定管理办法与购进领用流程。

临用现进品种调整原则:单价(最小包装量)大于 1 万元的品种,采购初期为临用现进品种,待用量平稳后(一般为一年),根据用量大小进行调整。若用量较大,可转为常规备货品种。

(1) 使用临用现进品种时,要求临床医师每次使用前提出申请,填写《北京协和医院临用现进药品申请表》后交药库办公室或调剂室办理,由药剂科临时采购。

(2) 药品采购员接到通知后,在药剂科信息管理系统中建立采购计划,并按照常规药品采购流程办理。

(3) 采购员通知库管员收货数量及需发送至的相应调剂室,到货后由库管员进行药品入库验收。

(4) 库管员将药品实物入库,药品发票签字后交予药品信息管理员进行信息录入(详见第二篇第二章的第八节“药品库主数据信息建立及相关信息变化的维护等操作规程:发票入库”)。

(5) 药品入库后,由调剂室领用,并通知相关临床科室领用。

原则上由使用科室一次性领用,对提出申请而不使用的品种,申请用药医师需尽快通知药库,以便我科协调处置。但有些无法办理退货,或以现金直接结算的临购药品,则由申请医师负责。

第三节　政府储备药品临时采购流程

特需及重症监护病房提出使用紧急抢救药品后,药房通知采购员。采购员联系药品供应商,如被告知该药品属于政府储备用药、必须通过北京市卫生局应急办批准后方可使用时,启用此流程。

1. 采购员电话联系用药科室相关医师(需主治医师以上),确认需要药品的品规及数量。

2. 用药科室确认必须使用后,采购员报告药剂科主任,并联系医务处或院总值班。

3. 用药科室填写使用该药品申请,注明申请理由及品规,并交医务处或院总值班。

4. 医务处或院总值班联系北京市卫生局应急办,在临床申请单上盖章,并传真至北京市卫生局应急办或值班室。

5. 北京市卫生局应急办将申请及启动指令书面传真给药品供应商。

6. 药品供应商接到北京市应急办的发药指令后,将该药品送达医院,以供使用。

第四节　麻醉药品、一类精神药品采购流程

依据《麻醉药品和精神药品管理条例》第三条:麻醉药品和精神药品,是指列入麻醉药品目录、精神药品目录的药品和其他物质。精神药品分为第一类精神药品和第二类精神药品。该目录由国务院药品监督管理部门会同国务院公安部门、国务院卫生主管部门制定、调整并公布。

1. 采购资格审定

(1) 采购员及药品管理员资格:药学专业的专职管理人员。

(2) 购买资格:经北京市东城区卫生局批准,取得《麻醉药品、第一类精神药品购用印鉴卡》(以下称《印鉴卡》)。凭《印鉴卡》向北京市区域内的定点批发企业购买麻醉药品和第一类精神药品。

1)《麻醉药品、第一类精神药品购用印鉴卡》有效期为3年。《印鉴卡》有效期满前三个月,应向北京市东城区卫生局提出更换《印鉴卡》申请。每次更换时由采购员将基础信息填写完整,并加盖医院公章,上报北京市东城区卫生局。

2) 当《印鉴卡》中医院法人代表(负责人)、医疗管理部门负责人、药学部门负责人、采购员等项目发生变更时,采购员应及时准备变更材料,经科主任、主管院长审批同意并加盖院章后,上报北京市东城区区卫生局办理变更手续。

2. 采购计划制定　采购计划由药库麻醉药品、一类精神药品管理员依照临床实际用量及各药房情况制定。由管理员填写《麻醉药品、一类精神药品申购单》和《麻醉药品、第一类精神药品购用印鉴卡》交采购员。麻醉药品、一类精神药品每季度购买一次。

3. 采购审批　采购员将《麻醉药品、一类精神药品申购单》交药剂科主任批准,并送至院长办公室审核同意,且加盖院章。

4. 购买入库

(1) 采购员采购时须严格按照有关规定,凭《印鉴卡》和加盖院章的《麻醉药品、一类精神药品申购单》在北京市区域内的定点批发企业中进行采购,采购方式为电话订购,在电话订购时必须说明所采购的药品名称、剂型、规格、包装及数量等相关信息。

(2) 定点批发企业应由双人配送,麻醉药品、一类精神药品到货后由采购员进行票据验收,由药品管理人员对实物进行双人验收、核对,并签字。要求注射剂验收至最小装量、单位,其他剂型验收至最小包装量。验收合格后,经营企业配送人员及采购员在《麻醉药品、一类精神药品购用印鉴卡》填写核售数并签字;并将加盖院章及采购员签字的《麻醉药品、一类精神药品申购单》交配送人员。

(3) 购销双方及时清点所采购药品的数量。如清点时发现药品破损或数量不足,由经营企业负责补足、调换。

(4) 麻醉药品、一类精神药品管理员双人签字后将发票交予药品信息管理员进行信息录入(详见第二篇第二章的第八节“药品库主数据信息建立及相关信息变化的维护等操作规程:发票入库”)。

5. 麻醉药品、一类精神药品统计申报

(1) 为及时调控麻醉药品、一类精神药品采购计划,各部门麻醉药品、一类精神药品管理员应每月清点所管辖的麻醉药品、一类精神药品并进行汇总、分析,报药库麻醉药品、一类精神药品管理员。

(2) 药库麻醉药品、一类精神药品管理员应每月统计药品购用情况，认真填写《医疗机构麻醉药品、精神药品购用情况月统计报表》，在北京市卫生局网上申报，接受主管部门的监督检查。

第五节 毒性药品相关操作流程

依据《医疗用毒性药品管理办法》第二条，医疗用毒性药品（以下简称毒性药品）系指毒性剧烈、治疗剂量与中毒剂量相近，使用不当会致人中毒或死亡的药品。如果对毒性药品管理不严而发生流失，将会对社会造成重大影响和危害。因此，按照《医疗用毒性药品管理办法》的规定，必须建立健全保管、验收、领发、核对等制度，严防收假、发错，严禁与其他药品混杂，并对毒性药品的使用进行严格监管。

1. 采购资格审定

(1) 采购员及药品管理员资格：药学专业的兼职管理人员。

(2) 购买资格：毒性药品采购员及药品管理员需到院办开具介绍信，并将身份证复印件、签字留样加盖院章交予毒性药品批发企业留档备案。

2. 采购计划制定　同常规药品。

3. 采购审批　同常规药品。

4. 购买入库

(1) 定点批发企业应由双人配送，药品到货后由毒性药品管理人员双人验收、核对。要求注射剂验收至最小装量、单位，其他剂型验收至最小包装量。

(2) 购销双方及时清点所有药品的数量。如清点时发现药品破损或数量缺少，由经营企业负责补足、调换。

(3) 毒性药品药品管理员双人签字后将发票交予药品信息管理员进行信息录入（详见第二篇第二章的第八节“药品库主数据信息建立及相关信息变化的维护等操作规程：发票入库”）。

5. 保管与记录：严格按照GSP或相关规定的要求，毒性药品应专柜加锁并由专人保管，做到双人、双锁，专账记录。

第六节 药品价格相关操作流程

1. 由采购员兼职药价管理员（简称“物价员”），负责药价管理及数据维护工作。物价员应定期参加财务处组织的物价员培训，及时了解国家及北京市发改委药品定价政策，收集和保管有关药品价格的文件，掌握药品价格信息，总结药品调价经验，提高调价技巧和水平。

2. 物价员应每日查看国家发改委(www.sdpc.gov.cn),北京市发改委(www.bjpc.gov.cn)网站及“北京市医药集中采购服务中心 - 药品采购客户端”是否发布药品价格信息。对发布的药品价格信息,应及时保存并打印。

3. 明确调价执行时间后,进行药品价格的调整工作。新增、变更品种,调整、添加药品价格时,进入 PIS 的“药品调价”项下进行药品调价。操作步骤如下:进入药库→药品采购→药品调价项下,在药品代码处键入药品代码后,在“新零售价”处填写新的药品零售价,立即调价的,点击“立即调价”,预调价的设定好调价日期后,点击“价格预调”,在“调价依据”处填写调价依据。

(1) 发改委文件应填写“文件号 + 药品序号”,如:京发改[2004]306-717 表示京发改 2004 年 306 号文件序号 717 的药品价格。

(2) 招标文件应填写“招标缩写(ZB)+ 招标时间 + 药品序号”,如:ZB2004.10-1319 表示 2004 年 10 月招标文件序号 1319 的药品价格。

(3) 其他类型物价文件应妥善保存,物价依据一律填写我科自编的调价序号,如:2008-18 表示我院 2008 年第 18 号调价药品的物价文件。

(4) 企业自主定价药品,价格依据应填写“供应商 + 物价”,如:万维物价表示该药品为企业自主定价品种,配送商为北京万维医药有限公司。

4. 经双人核对签字后,按执行日期执行调价,确保价格准确无误。

5. 在预调过程中,若发现调价品种不明确,应及时询问经销商及生产厂家,索要相关物价证明文件加盖公章备查,必要时询问发改委价格处。

6. 调价药品执行后,系统自动记录调价品种、调价时间及调价前后新、旧价格。

7. 在首次购入药品时,由系统维护人员增添账页后,须经物价员核实物价文件无误后,方可输入计算机、出库。若存在差异,应及时查明原因、及时改正,并上报科主任。

第七节　药品付款流程

1. 药剂科药品采购员按每月结账日将东、西院区所购药品发票按中西药和供应商分类,汇总金额,核对无误后,打印《药品结账明细表》。表头如下:

经销商	东　院		西　院		应付款合计金额	备　注
	零售价	购入价	零售价	购入价		

2. 药剂科药品采购员将《药品结账明细表》送药剂科主任审核签字,再将药品发票、入库单和《药品结账明细表》交予财务处审核。财务处审核完毕后,将《药品结账明细表》报主管院长审批。

3. 财务处每月定期根据药品发票及院长批件进行结账，给各药品供应商汇款。

4. 如药品供应商结账信息发生变更，由药剂科药品采购员将变更纸质文件交予财务处更改、审签备案。

第八节 药品库主数据信息建立及相关信息变化的维护等操作规程

1. 新建主数据SOP 首先定义待建立药品是否为“新药”，此新药之概念为本院药品目录中未曾包含的药品。

(1) 首先确定为“西药”或“中药”：以批准文号和注册证号来区分，为非“Z”(包括化学药品H、进口药品分包装J、生物制剂S)和“Z”字头两类。药品代码西药格式为“0XXXX10”，中药格式为“3XXXX10”，共7位。其中“0XXXX”为药品代码信息，“10”代表整包装。

(2) 定义药品的各个药品数据项目的内容。药品数据项目包括：药品代码、药品实用编码、连接码、药品名称、药品通用名、商品名、说明书名称、英文名、药品规格、生产厂家、医保标记及药品的其他标记(以“是”/“否”表示，主要有以下项目：招标/进口/自制/原料/大输液/毒麻/精神一类/精神二类/贵重/委托加工/临时购药/违禁药品/分装/国家基本药物/帅府壹号专用)。

确定方法如下：

药品代码：需要确定此药品是否为已经入院，特别注意账页被屏蔽的情况。如果为全新药品，则用最大的号码+1。(例如：原最大药品编码是0123410，则新加入药品编码为0123510)。此号码为药品唯一码。中药、西药分开排序。

药品实用编码：查《药品实用编码》数据表。

连接码：查找未使用的任意数字，但需要与实用编码一一对应。此项在新建药品实用编码时，才需建立，此连接码为6位数字，与已经存在的连结码应不同。

药品名称：有商品名即用商品名做为药品名称，无商品名则用通用名+剂型做为药品名称。

药品通用名：查看药品说明书药品通用名(成分名，以母体化合物的通用名为主来考虑，不包括剂型)。

商品名：查看药品说明书是否有“商品名”一项，部分药品没有。无商品名者，空项。

说明书名称：药品说明书中的通用名称。

英文名：药品说明书中的英文名。

药品规格：见药品说明书。

生产厂家:参考说明书,生产厂家与分包装厂家同时出现时,以分包装厂家为准。

医保标记:查看北京医保接口程序是否在报销目录内,如果该接口包括此药品,则为报销品种;如果不包含,则为自费品种。同时注意查看“备注”是否有特殊限制。根据限制范围的不同,对应①、②、③、④、⑤、⑥、⑦中任一种。

药品的其他标记:以“是”/“否”(主要包括以下项目)。

a. 招标:查《北京市医疗机构药品集中采购手册》或北京市卫生局招标网,也可询问采购员。

b. 进口:查说明书及厂家提供的相关资质与批件。

c. 自制:查询制剂室生产药品目录。

d. 原料:是否为制剂室配制使用药品。

e. 大输液:是否为输液站发放药品,如果是则勾选“大输液”标记。

f. 毒麻:参考 SFDA 法规文件。

g. 精神一类:参考 SFDA 法规文件。

h. 精神二类:参考 SFDA 法规文件。

i. 贵重:参考本科贵重药品管理规定。

j. 委托加工:参考制剂室委托加工目录。

k. 临时购药:未过会的临购药品,可以询问采购员。

l. 违禁药品:参考国家兴奋剂目录。

m. 分装:参考本院分装药品目录,可以询问相关库管员。

n. 国家基本药物:参考国家基本药物目录。

o. 帅府壹号专用:根据实际情况确定。

(3) 确定以上各项后,进行主数据账册纸质记录的登记。

(4) 系统数据的建立与修改维护流程,共三步。

1) ZYMB,药名表维护,将新药品的所有名字(商品名、通用名等)加入药名表。

2) ZSYBM,实用编码维护,将药品的实用编码加入实用编码表,药品的成分与实用编码一一对应。

3) ZYPWHN,药品维护,将需要填写的各个项目填写,然后保存。

注:以上显示代码是 PIS 中的操作(事务)代码。

2. 主数据的维护　新建主数据按 SOP 完成后,用事务代码 ZZSJBB 可以追溯主数据的所有字段。屏蔽或解除屏蔽账页(PIS 代码:ZMM06),选中目标药品之后,勾选需要的选项,然后保存,就可以将此药品的主数据打上删除标记或将删除标记去掉。系统可以记录修改时间及修改原因。主数据变更,主要有新建和修改两种情况。

(1) 新建

1) 药品剂型变化(如:注射液——粉针等)。

2) 基本计量单位变化(如:安瓿——瓶等)。

3) 药品规格描述变化(如:优维显 300 : 30g——优维显 300 : 62.34g 等)。

4) 新的药品入院使用(一般指药事会的新过会品种或临购品种)。

5) 帅府壹号专用药品:在药名后加特殊标记,对于临购专用品种,药库完成入库和发出后,由帅府壹号在 2900 虚拟库存地及时进行收货确认并尽快通知药库信息管理员,将对主数据库的此临购药品账页立即屏蔽。

(2) 修改

1) 药品厂牌发生改变。

2) 药品的商品名称被取消。

3) 药品只发生名称描述的改变(维生素 A 胶丸——维生素 A 软胶囊等)。厂家说明书或相关信息有改变时,信息流通的流程详见《采购操作规程》中相关内容。

3. 发票入库

(1) 外购中西药入库:东西两院区分别负责各自采购部分,委托加工中药制剂参照外购药流程,委托世纪坛生产制剂和本院生产制剂的制剂入库,由东院进行制剂入库,如西院从东库领用制剂,需执行院间串货流程。

(2) 发票入库途径

1) 手工入库:将采购订单号输入系统,系统即可查询到历史订单的相关信息,将药品批次、有效期,批准文号录入系统后,进行入账和发票生成的操作。世纪坛制剂入库同普通药品票。本院制剂入库,先将制剂室的文件调整至系统合适的格式,然后导入系统。

2) 电子发票入库:按供应商账户,查询到相应供应商的数据后,与实际的发票进行核对,无误后,方可进行批量过账。

4. 月底整理发票,打印入库单　将 10 张发票装订成 1 册,附入库单后,交财务处。

5. 药品调价的核准

(1) 系统维护员协助物价员进行药品调价,检查新零售价、调价依据是否正确。

(2) 操作规程:调价由采购员来执行,信息维护员对调整的价格进行核准。无误后,由物价员通知帅府壹号(以 email 方式通知该组系统维护员与组长,并请以已读回执回复);HIS 与 CIS 即可自动通过各接口表来实时地接收调价信息。

6. 成本中心维护　信息中心会不定期以邮件通知关于成本中心的变化,由系统维护员将新增科室代码及名称加入系统,发生变化的科室代码和名称按照信息管理处通知在系统中进行修改维护。此改动需要在信息中心要求的变更时间之前完成。邮件通知以文档保存在专门的文件夹，电子存档备查。

7. 医保接口的维护　系统维护员接到医院医保办通知，对发生医保报销状态变化的信息及时进行 PIS 的更新（北京市医保中心接口的药品代码使用协和药品代码的前五位数字和规格的组合），并在更新之后，将每次从北京市医保中心接口导出的 yp.out 文件，发送给门诊系统维护人员和住院部的 HIS。电子文档留档备查。

第九节　药品会计账务工作操作规程

1. 一级库、二级库月结报表　每月根据一级库月结报表、二级库月结报表的各种数据进行审核、整理，按照会计控制程序编制记账凭证，登记各种明细账，月末将记账凭证、结转凭证编制所有科目汇总表，结转收入和成本费用，编制各科室化学试剂及消耗药品请领明细表，根据科目汇总表登记总账，月末结账、对账，编制会计报表，上报财务处。

2. 一级库、二级库每月盈亏报表　编制一级库本期发生额及期末余额、盘点盈亏额，二级库本期发生额及期末余额、盘点盈亏额，制剂室本月发生额及期末余额，盘点盈亏额报表，中西药进销差价明细表，经主任签字，上交财务处。财务处根据以上报表审核、核对、记账，结账，试算平衡后与我科对账，包括东西两院的西药库、中药库，西药房、中药房，化学试剂库，中西药进销差价的入库出库及余额进行核对，发现问题及时查找原因，并做出相应的账务调整，月末编制各种余额调节表。每月把盘点盈亏额汇总上报科室及财务处，发现盘盈或盘亏和毁损，按规定进行账务处理，同时要查明原因，分清责任，按规定审批权限办理报批手续。

3. 科室月结报表核查流程　PIS 管理员向科室秘书提供本月一级库、二级库盘点前补录原始报表。科室秘书核对后，将核对出的数据问题交 PIS 管理员、药品会计分析原因，分析结果经药库组长审核签字。

4. 各个报表数据来源、数据汇总、数据上报流程

(1) 数据来源：进入 PIS 的系统收藏夹，获取以下报表所需数据。

1) 药库月结报表：根据盘点日期及汇总的入出库单号取数，根据原始数据与药品采购核对购入金额、零售金额，与制剂室核对制剂入库金额，核对无误后，经过审核、加工、汇总，编制药库月结报表（见表 2-2-1）。上报科室秘书并由其审核，核对无误后签字。上报科主任，签字后复印，留档，上报财务处。

2) 药库出库月结报表：根据盘点日期及汇总的出库单号取数，根据原始数据与二级库月结报表中的“药品领入”核对，核对无误后，经过审核、加工、汇总，

表 2-2-1 药库月结报表

院区	库位	记账日期	入库单号	出库单号	毒麻出库单号	调拨出库单号	上期结存	入库单购入金额	入库单零售金额	按时间入库购入金额	按时间入库零售金额	出库单金额	毒麻出库单金额	调拨出库单金额	按时间出库金额	报损金额	调价金额	本期结存	实际库存	盈亏额

编制药库出库月结报表(见表 2-2-2)。上报科室秘书并由其审核,核对无误后签字。上报科主任,签字后复印,留档,上报财务处。

表 2-2-2 药库出库月结报表

院区	库位	记账日期	出库单号	毒麻出库单号	院区	收货	零售价	购入价	购销差

3）二级库月结报表:根据记账日期取数,根据原始数据核对“药品领入,“调拨串货入”,“调拨串货出”,“调价盈亏”,“药品再入库”,“科室领用已记账”,“科室领用未记账”,“分装差异”,“药品报损”,“调价亏”,分别与各调剂室送来的“药品再入库”,“调剂盈亏表”,“药品报损表”,“科室领用未记账”,一一核对,核对无误后,经过审核、加工、汇总,编制二级库月结报表(见表 2-2-3)。上报科室秘书并由其审核,核对无误后签字。上报科主任,签字后复印,留档,上报财务处。

表 2-2-3 二级库月结报表

院区	库位	中西药标识	上期结存	药品领入	制剂领入	调拨串货入	调价盈	药品再入库	本月增加小计	药品发出	调拨串货出	科室领用已记账	科室领用未记账	会议用药	分装差异	药品报损	调价亏	院外调拨	本月减少小计	盘点前补录	本期结存	本月盘点	盘点后补录	盈亏额	盘点差异

4）二级库串货明细报表:根据记账日期取数,经核对后,编制二级库串货明细报表(见表 2-2-4)。

表 2-2-4　二级库串货明细报表

院区	库位	东院门诊西药	东院门诊中药	东院特需西药	东院特需中药	东院急诊西药	东院急诊中药	东院外宾西药	东院外宾中药	东院病房西药	东院病房中药	东院输液站	西院门诊西药	西院门诊中药	西院急诊西药	西院急诊中药	西院病房西药	西院病房中药	西院干部西药	西院干部中药	西院输液站	其他西药	其他中药	西药合计	中药合计	合计

5）科室领用明细月结报表：根据记账日期取数，与各调剂室送来的纸质单据进行核对，核对无误后，编制各自的科室领用明细月结报表（见表 2-2-5）。包括：账号、领用部门、西药临床、西药科研、中药临床、中药科研、合计。经科主任签字后，上报财务处。

表 2-2-5　科室领用明细月结报表

账号	领用部门	西药临床	西药科研	中药临床	中药科研	合计

6）科室请领和病房药房其他入库查询报表：根据记账日期调取所有科室领用明细，将"已记账"和"未记账"分别统计核算。

7）制剂室请领确认报表：制剂室在盘点后 2 个工作日内将"制剂室点账单"交给药品会计，分别进行制剂材料，半成品，包装材料，批零差价的核算。

8）每月工作量报表（见表 2-2-6）：科 PIS 管理员按当月起止日期从 PIS 调取

表 2-2-6　每月工作量报表

院区	药品销售额统计（元）			制剂室产值（元）
	西药	中药	合计	
东院				
西院				
合计				
院区	门急诊处方数（张）	病房药房页号数汇总	门急诊条目数（条）	病房药房条目数（条）
东院				
西院				
合计				

科主任：　　　　　　　　　　　　制表人：

处方数和条目数、病房页号数和条目数,并于每月初的 2 个工作日内将各调剂室的工作量提供给药品会计。

药检室和制剂室于每月初的 2 个工作日内将工作量上报给科室秘书,科室秘书在每月初的 3 个工作日内将各工作间的工作量(包括处方数和条目数)提供给药品会计。

药品会计按当月起止日期从 PIS 调取药品销售额,并汇总工作量报表,科主任签字后,报经济管理办公室,同时将门急诊、病房药房工作量报表上报科质控组及院统计室。

(2) 数据汇总:药品会计按相应要求从 PIS 调取一级库和二级库月结报表,若发现有问题的数据,告知信息管理员,再由信息管理员提交给程序顾问查找原因,并记录情况,由信息管理员和药库组长签字,于每月 7 号前交给会计,并留档保存。

药品会计需在每月 8 号前(遇 7 天假期,则自动顺延 3 天)将上报财务处的月结报表、一级库入出库报表的原始数据及二级库的原始数据和电子版交给科室秘书,经科室秘书核准确认后,送交科主任签字,由药品会计上报财务处。

药品会计需在每月 9 号前(遇 7 天假期,则自动顺延 3 天),将上报经管处的工作量及药品销售额、制剂室制剂产值的报表上报科主任,经签字后,再上报经管处,同时,将门急诊药房(处方数,条目数)和病房药房工作量(页号数,条目数)报表上报院统计室。

(3) 数据上报

1) 上报科室秘书数据,包括:

a. 药库月结报表,药库出库报表原始数据(东院西药、中药,西院西药、中药)。

b. 药库月结报表,药库出库报表汇总数据。

c. 药房月结报表原始数据。

d. 药房月结报表汇总数据。

e. 药剂科月结报表。

f. 各项补充说明。

科室秘书审核完毕后,科主任签字,上报财务处。

2) 上报财务处数据,包括:

a. 药库月结报表,药库出库报表及汇总表(东院西药、中药,西院西药、中药)。

b. 化学试剂入库,出库数据。

c. 药房月结报表,二级库串货明细及报表。

d. 各科室领药明细及报表。

e. 各科室领试剂明细及报表。

f. 东西院手术室领药数据。

g. 药剂科月结报表。

h. 西药供应商明细。

i. 中药供应商明细。

j. 化学试剂供应商明细。

交表时如有变动,可直接在原始报表上改动数据,并附加说明。

3）上报财务处报表:每月对西药、中药、试剂供应商的发票进行审核,包括发票的名称,日期,累计金额,大小写是否一致,是否盖章,科主任签字,经办人签字,审核无误后,根据发票名称编制报表,连同供应商明细表一同交给财务处(每月 5 号以前),经财务处核对后,会计制作凭单,记账,汇总,于每月 15 号由药品采购员写申请报告,经科主任签字,上报院办,由主管院长审批,于下月月初审核完后,到院办取回,再交给财务处,财务处于月中给各供应商汇款。

每月把各科室领药明细,领试剂明细,处方消耗金额(门诊,病房,中药),药剂科月结报表上报财务处。

4）上报人力资源处经管部门

a. 药剂科工作量统计。

b. 药剂科收入统计。

c. 药品销售额统计,制剂产值,实验室收入。

d. 药剂科工作量统计,门急诊处方数,条目数,病房页号数,条目数,实验室工作量。

5）上报统计室:每月 10 号前把药剂科工作量统计报表上传统计室。

第十节　试剂请领与报账操作规程

为规范管理常规化学试剂的领取与结算,特制定本规程。

根据使用需求,常规化学试剂可分为“医疗用”和“非医疗用”两种。“医疗用”通常用白支票(医院科室经费,详见后附注解)请领与结算;“非医疗用”由请领人持相应类别的支票进行请领与结算。各类请领单的下载:登录北京协和医院局域网 http://home 主页→“医技科室”→“药剂科”→“文档下载”。

1.“医疗用”常规化学试剂

(1) 化学试剂库常规备货的“医疗用”常规化学试剂。

1）各科室领用人持本科主任签字及盖本科印章的白支票(医院科室经费)及请领单,到药剂科的药库办公室,向化学试剂库管员请领。

2）请领单(见表 2-2-7)需填写:申请人、申请科室、白支票的签发单位账号、

表 2-2-7 北京协和医院非医疗用常规化学试剂请领单

<table>
<tr><td>申请人</td><td></td><td>项目编码</td><td></td><td>项目名称</td><td></td></tr>
<tr><td>科室地址</td><td colspan="3"></td><td>联系电话</td><td></td></tr>
<tr><td colspan="6">常规化学试剂基本信息</td></tr>
<tr><td>通用名</td><td>英文名</td><td>商品名</td><td>请领数量</td><td>剂型规格</td><td>参考价格</td></tr>
<tr><td></td><td></td><td></td><td></td><td></td><td></td></tr>
<tr><td></td><td></td><td></td><td></td><td></td><td></td></tr>
<tr><td colspan="6">申请原因：</td></tr>
<tr><td colspan="6">非医疗用常规化学试剂审批信息</td></tr>
<tr><td colspan="2">项目负责人审批</td><td></td><td colspan="2">科室负责人审批</td><td></td></tr>
<tr><td colspan="2">归口管理部门审批</td><td></td><td colspan="2">申请日期</td><td></td></tr>
</table>

科室地址、联系电话、常规化学试剂基本信息、申请原因、医疗用常规化学试剂审批信息。

3）由化学试剂库管员用白支票（医院科室经费）进行记账作为结算凭证，请领具体程序为：在药房信息管理系统（PIS）（具体操作详见“常规化学试剂请领PIS标准操作规程”）输入支票号后打印试剂出库单（共三联），每联均需请领人签字。其中一联为底单，由请领科室保存；另两联分别由药库库管员和药品会计处留存，由库管员发货、做出库记录。

4）每月29号前库管员将出库单交给药品会计，药品会计依此汇总，做各科室领用化学试剂报表，经主任签字后，上报财务处结算。

(2) 化学试剂库不常规备货的“医疗用”常规化学试剂

1）各科室领用人需持有本科主任签字及盖本科印章的白支票（医院科室经费）和请领单，到药剂科的药库办公室，向化学试剂库管员请领。

2）请领单需填写：申请人、申请科室、白支票的签发单位账号、科室地址、联系电话、常规化学试剂基本信息、申请原因、医疗用常规化学试剂审批信息。

3）药库负责与化学试剂供应商联系供货，并由供应商直接送货和发票到各科室，由各科室验收，并由经手人和各科室主任在发票上签字，证明已验、收货。

4）厂家或各科室请领人在每月25号前将签字的发票交到药剂科化学试剂库管员处，库管员于每月29号前将发票上报药品会计，药品会计报财务处结算。

2. “非医疗用”常规化学试剂

(1) 化学试剂库常规备货的“非医疗用”常规化学试剂。

1）各科室有关人员持课题负责人签字的相关支票及请领单，到药剂科的药库办公室，向化学试剂库管员请领。

2）请领单需填写：申请人、项目编码、项目名称、科室地址、联系电话、常规化学试剂基本信息、申请原因、非医疗用常规化学试剂审批信息。

3）请领具体程序为：在药房信息管理系统（PIS）（具体操作详见“常规化学试剂请领 PIS 标准操作规程”）输入支票号后打印试剂出库单（共四联），出库单每联均需请领人签字。一张为底单，由请领科室保存；其余三联到财务处记账并加盖我院财务专用红章，财务处留存一联；请领人持其余两联返回化学试剂库领取试剂，分别由药库库管员和药品会计处留存，由库管员发货、做出库记录。

4）每月 29 号化学试剂库管员将出库单交药品会计，药品会计依此汇总，做各科室领用化学试剂报表，经主任签字后，上报财务处结算。

(2) 化学试剂库不常规备货的“非医疗用”常规化学试剂

1）各科室领用人持相应类别支票及请领单，到药剂科的药库办公室，向化学试剂库管员请领。

2）请领单需填写：申请人、项目编码、项目名称、科室地址、联系电话、常规化学试剂基本信息、申请原因、非医疗用常规化学试剂审批信息。

3）药库负责与化学试剂供应商联系要货事宜，并由供应商直接送货和发票到各科室，各科室验收且经手人及各科室主任在发票上签字后，由各科室领用人持相应类别支票和相应的发票直接上报财务处结算。

注解：财务处提供我院常用支票种类信息：

支票种类根据颜色不同一般有：白支票、红支票、绿支票和蓝支票等。

白支票：一般用于医院科室医疗用经费，现分为四种：①医院科室经费；②科主任基金；③科室科研费；④配套经费。

红支票：主要用于科研用经费，现分为四种：①科研经费；②产前诊断；③国合基金；④院感基金。

绿支票：现分为两种：①教育经费；②重点学科。

蓝支票：现分为两种：①临床药理基金；②学会经费。

3. PIS 操作详细路径、流程

(1) 路径：进入 PIS 主界面：收藏夹→试剂库→科室领药和试剂→ ZMB11-药品库存转移：双击进入、“凭证项目的缺省值项下”录入信息如下：

字段名称	录入内容	备注
移动类型	Z31	Z31：化学试剂发货
院区	1000	1000：东院
库存地点	1300	1300：试剂库

按回车键或点击左上角“新项目”,进入下一界面。

1) 如果是各科室“医疗用”常规化学试剂,在成本中心处录入白支票(医院科室经费)的支票号码或点击 F4、录入科室拼音代码查找对应科室,按回车键到原界面。

2) 如果是各科室“非医疗用”常规化学试剂,在订单处录入相关支票的支票号码或点击 F4、录入科研负责人拼音代码,按回车键到原界面。

(2) 在“明细”项下依次录入所需试剂,具体操作如下:点击“药品代码”项下空白处,此处颜色变黄后点击右边圆形窗口(或者点击 F4),在“品名拼音检索码”输入所需试剂字头第一位字母的拼音码并点击“*”键进行查找。双击对应的试剂名称光标,进入该试剂细目、再输入申请数量、按回车键(试剂由于没有进行批次管理不用填写批号)。点击保存按钮,系统“保存”凭证并打印出库单(一式四联)。

第十一节　科室请领与报账药品操作规程

各科或实验室请领药品一般分“医疗用药”和“非医疗用药”。“医疗用药”用白支票(医院科室经费)进行请领与结算;而“非医疗用药”由各科根据其实际情况提供其课题所属类别的支票进行请领与结算。各类请领单的下载:登录北京协和医局域网 http://home 主页→“医技科室”项下→“药剂科”→“药剂科”主页项下“文档下载”。

1. “医疗用”中、西药品的请领与结算程序

(1) 各科或实验室请领人持具有科室主任签字及科室印章的白支票(医院科室经费)及请领单,到药剂科的药库办公室,向化学试剂库管员请领。

(2) 请领单需填写:申请人、申请科室、白支票的签发单位账号、科室地址、联系电话、药品基本信息、申请原因、医疗用药品审批信息。

附表:实验室非医疗用药品请领单(表 2-2-8)。

(3) 由库管员用白支票(医院科室经费)进行记账、作为结算凭证。请领具体程序为:在药房信息管理系统(PIS)(具体操作详见“药品请领 PIS 标准操作规程”)输入支票号后打印药品出库单(共四联),每联均需请领人签字。其中一联为底单,由请领科室保存;一联由药库库管员保存;另一联由库管员每月 29 号前交药品会计汇总,做各科室领用药品报表,经主任签字后,上报财务处结算;最后一联由请领人携带,到病房药房处领取所需药品,病房药房发药签字后留档。

2. “非医疗用”中、西药品的与结算程序

(1) 各科或实验室请领人持课题负责人签字的相关支票及请领单,到药剂科的药库办公室请领。

表 2-2-8　北京协和医院实验室非医疗用药品请领单

申请人		项目编码		项目名称	
科室地址				联系电话	
药品基本信息					
通用名	英文名	商品名	请领数量	剂型规格	参考价格
申请原因：					
实验室非医疗用药品审批信息					
项目负责人审批			科室负责人审批		
归口管理部门审批			申请日期		

(2) 请领单需填写：申请人、项目编码、项目名称、科室地址、联系电话、药品基本信息、申请原因、非医疗用药品审批信息。

(3) 由化学试剂库管员用相关支票进行记账、作为结算凭证。请领具体程序为：在药房信息管理系统(PIS)(具体操作详见“药品请领 PIS 标准操作规程”)输入支票号后打印药品出库单(共四联)，每联均需请领人签字。其中一联为底单，由请领科室保存；其余三联到财务处记账并加盖我院财务专用红章后，由财务处留存一联；请领人持两联返回药库办公室，一联由化学试剂库管员每月 29 号前交药品会计汇总，做各科室领用药品报表，经主任签字后，上报财务处结算；另一联由请领人携带，到病房药房领取所需药品，病房药房发药签字后留档。

3. PIS 操作详细路径、流程

(1) 路径：进入 PIS 主界面：收藏夹→试剂库→科室领药和试剂→ZMB11-药品库存转移：双击进入、“凭证项目的缺省值项下”录入信息如下：

字段名称	录入内容	备　注
移动类型	Z03	Z03：科室领药
院区	1000 或 6000	1000：东院或 6000：西院
库存地点	2600 或 2700	2600：病房药房或 2700：输液站

按回车键或点击左上角“新项目”,进入下一界面:

1) 如果是各科实验室“医疗用药”,在成本中心处录入白支票(医院科室经费)的支票号码或录入科室拼音代码,按回车键到原界面。

2) 如果是各科实验室“非医疗用药”,在订单处录入相关支票的支票号码或录入科研负责人拼音代码,按回车键回到原界面。

(2) 在“明细”项下依次录入所需药品,具体操作如下:点击“药品代码”项下空白处,此处颜色变黄后点击右边圆形窗口(或者点击 F4),在“品名拼音检索码”输入所需药品字头第一位字母的拼音码并点击“*”键进行药品查找。双击对应的药品名称光标,进入该药品细目、再输入申请数量、按回车键。点击“保存”按钮,系统保存凭证并打印出库单(一式四联)。

注:财务处要求出库单上的药品需分别标注出中药、西药品种,以便于进行分类记账。

第十二节 药品流转标准操作规程

1. 二级库定期向药库请领药品规程

(1) 各调剂组定期(拟定每周一次)运行 MRP(物料需求计划),向药库提交药品请领单,库管员依据请领单按批次(先进先出原则)备药。

(2) 各调剂组领药人与库管人员共同核对请领药品。

(3) 药品从药库运送至各调剂组途中应由各调剂室派人陪同。

(4) 药品送至各调剂组后由送货人员将药品卸于工作间内,具体上货工作由调剂组人员完成。必要时可请库房工作人员协助。

(5) 各调剂组领药人员核对所领药品无误后,应及时在 PIS 上做收货确认。

(6) 麻醉药品、第一类精神药品的请领

1) 药房(调剂室)的麻醉药品和第一类精神药品的请领执行基数管理,将“麻、精一类”处方的药品进行分类统计并填写汇总单,由药房(调剂室)麻醉药品管理人和药房(调剂室)负责人双人签字后,按照实际用药数量填写药品请领单(手工或计算机系统录入请领单),凭请领单、汇总单及相对应的处方到药库请领药品。

2) 药房(调剂室)须设麻醉药品、第一类精神药品周转柜(保险柜),根据临床需要规定药品存量,库存量不得超过规定量。

3) 对周转柜中各麻醉药品、第一类精神药品建立相应账卡,每日清点核对,做到账物相符。

2. 二级库临时向药库请领药品规程

(1) 各调剂组临时请领药品时,应先提交请领单并由领药人员到药库当面清点药品。

(2) 若调剂组工作人员独立值班时,遇临床特殊情况急需用药,库管人员应协助送到,以免耽误临床使用。

3. 药库货源不足的通知、登记规程

(1) 由于药库暂时无货或备货不足造成各工作间领药计划变更时,当药品到货后,库管人员应及时电话通知相应调剂室,如遇特殊情况,库房人员应将药品送至相应调剂室,以满足临床用药。

(2) 由于生产企业供货不足、进口药品注册证问题等原因,导致药品长期断货时,库管人员应及时做相应登记,并通知至各调剂组。

(3) 长期断货的药品来货后,库管人员应及时电话通知各调剂室。并由药库信息维护人员通过科内的信息平台将此信息尽快发布。

4. 封存、退货药品操作规程

(1) 因质量问题需封存或退货的药品,应由采购先通知药库,库管人员及时记录并通知各调剂室召回药品。

(2) 各调剂室接到通知后,应立即屏蔽 PIS 中需封存或退货的药品的信息,并将药品送至库房登记统一处理。

5. 特殊申请药品、变更药品操作规程

(1) 需特殊申请的药品,由采购告知库管人员。到货后,库管人员应及时把到货信息通知给相应调剂室。

(2) 药品变更厂家、包装、规格或紧缺的药品以及新药等信息,库管人员可通过药剂科的信息平台及时通知各调剂室,以便各调剂室之间尽快协调使用。同时药库信息维护人员应及时更新局域网上的说明书和相关图示。

(3) 药库信息维护人员及时编写《药品时讯》并上传至局域网,向临床通报相关信息。

6. 药品短缺时药库与各二级库的协调规程

(1) 药品在药库已短缺而调剂室仍有存货时,各调剂室应互相联系,并通过科内信息平台告知,保证临床用药。

(2) 各工作间应备齐所需药品,如遇到特殊情况需调剂的品种应电话联系相应工作间。

(3) 调剂组之间串货,应由领药工作间人员与相应工作间人员共同输入所领药品,由相应工作间人员确认并发药,双方签字。如需其他工作间协助用药,应先征得同意,在本工作间打印出院内串货出库单,携带出库单及药品到相应工作间办理手续。

第十三节 药库库管工作规程

1. 制定采购计划

(1) 库管员每周向采购员提供一次药品批量采购计划,零星急需药品按特殊申购程序。

(2) 采购数量:根据临床用药情况确定药品购入数量。

1) 常规用药的药品采购数量一般控制在2~3周的用量为宜。

2) 不经常使用的药品控制在调剂室2~3次的请领数量范围内。

3) 已经过药事会批准的临用现进药品中,使用较频繁的,经科主任批准后,可设少量库存,以便临床及时应用。

4) 库管员应按临床实际用量合理编制药品采购计划,频率通常为每周一次(特殊情况可每周二次),力求保证供应又避免积压。

2. 药品验收与入库

(1) 加强药品验收入库管理。根据药品验收入库制度,由库管员对品种、规格、数量、质量和其他相关内容进行验收并及时入库;所有药品必须经过验收入库合格后方可领用;验收不合格者,不得入库。

(2) 要求供货方发票填写如下内容:购药单位名称、品名、规格、数量、批号、批准文号、生产厂家、进价(招标价)、零售价、有效期、购入及零售总价、发票日期和发票号等。供货方盖财务章。

(3) 严格按照《中华人民共和国药品管理法》中有关标签的要求进行验收,仔细查验药品的品名、包装、外观、规格、批号、批准文号、注册商标、有效期、厂牌产地,对于有效期变更的要提供有效期变更批件。

(4) 生物制品、进口药品、原辅料药要详验检验报告书,进口药品加验进口药品注册证,对疫苗类制品、血液制品、用于血源筛查的体外生物诊断试剂以及国家药品监督管理局规定的其他生物制品要批签发合格证。

(5) 验收合格后在正式发票上由验收人签字后方可按照发票(或随货单)上的所有内容及时准确地输入计算机。正式发票如无验收人签字的,原则上不得输入计算机,更不得向供货部门付款。

(6) 药品的购进记录和凭证需保存至超过有效期1年,但不得少于3年;到期与处方一并申请后销毁。

(7) 对特殊管理的药品,应实行双人验收制度。

(8) 麻醉药品入库、验收规程

1) 麻醉药品、第一类精神药品入库验收必须货到即验,双人开箱验收,验收记录要双人签字。

2) 在供需双方双人验收核对时，如发现缺少及破损，或药库、药房(调剂室)储存的麻醉药品、第一类精神药品原包装未拆开时发现缺少及破损，应由双人清点登记，上报医疗机构负责人批准并加盖公章后向供货单位查询、处理。

3) 验收签字后，如入库、出库时或药房(调剂室)发药时，打开药品原包装后发现缺少或破损，则不能再向供货单位查询，应由医疗机构依据报批销毁的规定和流程处理。

4) 药库应建立麻醉药品、第一类精神药品专用账册(卡)，称为麻醉药品和第一类精神药品入、出库账册(卡)。入库验收后做相应登记，内容包括：日期、凭证号、品名、剂型、规格、单位、数量、批号、有效期、生产单位、验收人和保管人的双人签字。

5) 各医疗机构 HIS 对于麻醉药品、第一类精神药品等特殊药品应建立相同格式的信息记录(该项电子记录不可更改)，以备与相应账册(卡)上的信息进行核查。

6) 验收合格的麻醉药品、第一类精神药品立即转入专用库房，按货位摆放整齐并及时入账。

7) 专用账册(卡)保存期限应当自药品的有效期期满之日起不少于 5 年。

3. 药品的储存与养护

(1) 药品的储存与保管：库管员严格执行本制度，保证所经营的进、销、存的数量准确、质量合格、账物相符。各药房指定专人负责领用，PIS 权限随人员调整进行变更。

(2) 药品排列有序，存量合理。根据药品的贮存条件进行分类摆放，其中冷库温度为 2~10℃；阴凉库温度不高于 20℃；常温库温度为 0~30℃；各库房相对湿度应保持在 45%~75%。应做好库房温度、湿度的监测和管理。每日应对库房温、湿度进行记录。

(3) 药品储存应实行色标管理，其统一标准是：待验药品库(区)、退货药品库(区)为黄色；合格药品库(区)、待发药品库(区)为绿色；不合格药品库(区)为红色；药品堆垛应留有一定距离。

(4) 退回的药品，存放于退货药品库(区)，由专人负责并做好退货记录。经验收合格的药品，由库管员记录后方可存入合格药品库(区)；不合格药品由保管人员记录后放入不合格药品库(区)。退货记录应保存 3 年。

(5) 特殊管理药品的储存应严格按照国家有关管理规定进行。

(6) 药库重地闲人免进，禁止吸烟，注意安全。

(7) 麻醉药品、第一类精神药品的药库储存与安全设施

1) 麻醉药品、第一类精神药品的储存须设专库，由专人负责，有专用账册，双人、双锁保管。

2）专用库房须配备保险柜，安全防盗门、防护栏，并安装监控设施及报警装置。报警装置应当与公安机关报警系统联网。

3）麻醉药品、第一类精神药品的购入、储存、发放、使用均实行批号管理和追踪。每种麻醉药品、第一类精神药品入库、出库时须逐笔登记，同时双人清点核对，确保账物相符。

4）储存麻醉药品、第一类精神药品的专库内应设有专门区域用来储存过期、患者或家属及各病房无偿交回的麻醉药品、第一类精神药品，并设有明显标示及专用登记册。

4. 向二级库出库

(1) 药品出库应遵循"先产先出"、"近期先出"和按批号发货的原则。

(2) 药品出库应进行复核和质量检查，麻醉药品、一类精神药品、医疗用毒性药品应建立双人核对制度。

(3) 药品出库应做好药品发放记录，以实现可追溯，记录应保存至超过药品有效期1年，但不得少于3年。

(4) 根据各药房领药单，定期发放药品，认真核对，点交清楚。

(5) 麻醉药品、第一类精神药品的出库

麻醉药品、第一类精神药品出库须经双人核对、签字。须逐笔在"麻醉药品和第一类精神药品入、出库账册(卡)"上记录，麻醉药品、第一类精神药品请领单应由发药人、复核人、领药人三者签字，做到账、物、批号相符。医疗机构HIS的记录也应与之相符。

5. 药品的有效期管理

(1) 除特殊品种外，原则上有效期在6个月内的品种禁止入库。

(2) 库存药品每月清查一次有效期，对效期在6个月内的品种进行登记，及时向供货部门提出退货或换货，并要求采购员协助解决，将药品损失降至最低。

6. 药品的退换货

(1) 原装缺损、近效期、呆滞药品

1）各调剂室药品因原装缺损、近效期等原因要求退库时，应及时办理退库手续，确保各调剂室药品安全有效。

2）各调剂室工作人员办理药品退库时应仔细核对，认真填写"北京协和医院退换药品登记表"（以下简称"登记表"），库管员认真核对退库药品与"登记表"后，将退库药品单独存放，并在"登记表"上签字。

3）库管员于每周五将本周发生的退库情况告知药品采购员，由采购员联系供应商办理，并在"登记表"上签字。

4）采购员应及时将退库药品通知供应商，并与药品供应商按协议规定办理退换货手续。

5）供应商业务员应按协议规定：接到通知3个工作日内，到药库办理退换货手续，并取走退换药品。在取走退换药品的5个工作日内，应办妥退货、换货事宜，确保退票或药品送达药库，并在“登记表”中签字。

6）库管员应对各经销商的发货准确情况、发货及时情况、药检报告准确情况、药品外包装完好情况、冷藏药品运输合格情况、药品质量情况及药品变更等书面记录并进行监管，对出现差错的应及时登记并妥善解决。对有变更的及时通知相关部门和人员，并在局域网说明书下做变更。

7）库管员应对“登记表”中出现的问题按季汇总、处理，并上报科主任。年底时汇总结果用来填写评价各商业公司的年度调研回馈表，同时也为医院遴选供应商提供依据。

(2) 药品因质量原因退库管理规定

1）在正常验收、储存过程中因非人为因素造成药品质量问题，包括：注射剂颜色变化、西林瓶或溶液内有异物、成分异常析出，漏片、空泡、花片、裂片、缺片，乳剂油水分离，标签未贴或整批脱落等，致使药品无法使用时产生的药品退库遵循本规定。

2）药房人员应填写“北京协和医院药品质量问题登记表”并签字。库管员收到退库药品时应进行核实，并核对“登记表”中各项内容，填写“登记表”并交采购员，采购员在“登记表”上签字确认后，由采购员联系供货商及生产厂家进行质量追溯，退库药品由库管员单独存放待处理。必要时应拍照存档备查。

3）库管员应通知药房人员药品质量反馈情况。由药房人员领取退换药品并签收。

(3) 退货记录要求登记：品名、规格、数量、厂牌、批号、有效期、来源、原因、退货日期和供货方办退日期，及时追查直至退货单入库。

(4) 如果是某一批号产品质量有问题，应立即从各调剂室将该批号产品全部退库，统一由药库退回配送单位，并做质量问题记录。

7. 药品变更　药品品名、规格、包装发生变更时，应填写“变更登记表”，将变更内容及时通知各调剂组的领药人。

8. 药库盘点操作规程　定期盘点库存与核对账目，遇有账务不符时及时查清原因并加以纠正。

第三章

调剂操作规程

第一节　药品调配差错事故预防规范

1. 药品摆放和贮存

(1) 各药房的药品存放必须有固定的货位。根据实际情况，在条件许可时，尽可能合理摆放，以利于调配。

(2) 同品种药品或音似形似的药品应尽可能分别置于距离相对较远的位置存放，同时在货位上放置提醒标签。

(3) 非科内人员不得进行药品的上架补充工作，各组应不断对参与上架补充的专业人员进行相关培训。

2. 药品调配

(1) 调配完成一张处方的药品后再调配下一张处方。不可因强调速度而忽视调配的准确性。

(2) 调配人调剂完毕，应核对后交给发药人，并在处方上签字或加盖印章。

(3) 发药人应仔细检查调配好的药品、核对无误，在处方上签字或加盖印章后再发给患者，不可相互依赖，麻痹大意；如果处方调配错误，应将药品退回调配人，以示提醒。

(4) 发药时必须严格遵守“四查十对”的原则。查处方，对科别、姓名、年龄。查药品，对药名、规格、数量、剂型。查配伍禁忌，对药品性状、用法用量。查用药合理性，对临床诊断。

3. 药房管理

(1) 各药房根据本组实际情况，合理安排窗口值班工作，负有管理责任的员工应将管理性工作尽可能安排在非工作高峰期。

(2) 调剂室组长应经常组织本组学习规章制度,并监督落实情况,不断提醒工作人员在调剂过程中的注意事项和工作要点,并将调配和发药岗位的工作流程及关键操作步骤在相应环节处张贴出来,随时提醒并强化工作人员在调剂过程中注意如下操作要点。

1) 关键:你仔细审核处方了吗? 你澄清所有模棱两可的问题了吗? 特殊药品有皮试结果吗? 你正确进行处方确认了吗? 你在处方上签字了吗?

2) 调配:你仔细阅读处方了吗? 开处方人是否具备开此药的权力? 核对处方中的药名和标签上的药名一致了吗? 已正确调配所有的药品了吗? 对处方做最后的核对了吗? 在处方上签字了吗?

3) 发药:确认患者的姓名了吗? 核对处方上的各个项目了吗? 开处方人是否具备开此药的权力? 询问患者有无过敏史或用药禁忌了吗? 核对处方中的药名和标签上的药名一致了吗? 给药品贴上正确的用法用量了吗? 告知患者冰箱储存的药品一经发出一律不能退药、并告诉相应的保存条件了吗? 对用量较大的品种,进行询问或进一步确认其使用必要性了吗? 给患者进行用药指导了吗? 在处方上签字了吗?

4) 关注:对于毒麻药品,执行相关规定了吗?

(3) 保证轮流值班人员的数量,减少因疲劳而导致的配方差错。

(4) 对高危药品的储存、调剂和使用逐步进行规范化管理。如使用辅助标签对高危药品进行警示(10% 水合氯醛贴红点、长春新碱瓶外贴"严禁鞘内注射"等)或在货位处贴高危药品标识等。时刻警示医务人员,防范由此引起的用药风险。

4. 差错事故的处理和报告

(1) 严格按照"药剂科差错事故管理制度"进行处理和报告。

(2) 发生差错事故后,组长应调查差错事故的经过和原因,重点关注如下问题:如何发现差错的? 确认差错发生的过程细节;确认导致差错发生的原因;事后对患者的安排处置;对杜绝再次发生该类差错的建议。

(3) 对发生的严重差错事故,科内应建立相应档案,并将处方复印件存档,以便进行回顾性分析,给以后调配工作以明鉴。

(4) 为防范类似差错事故的再发生,各组应如实填写差错事故记录。如不及时登记或有意隐瞒者,一经发现,视情节轻重予以严肃处理。

5. 药房建设 不断完善科内规章制度和操作规程,强化制度落实和自我监督检查与评价。

(1) 差错分析小组按相应制度定期整理各工作间的记录,进行回顾性分析总结,并组织科内分享教训,避免再发生。

(2) 科质控组定期组织科内自查,各组加强自我检查,以便随时发现错误、随时纠正。

(3) 定期召开科务会，发布信息并接受工作人员对于标准操作规程的建议，定期修订和完善调配药品工作的工作流程。

(4) 组织药房工作人员培训，及时掌握新药信息和知识。

(5) 加强科室内涵建设，提高专业人员的思想素质、业务素质，并以科学的态度、严谨的工作作风来保证医疗质量和患者的用药安全。

第二节 贵重药品管理规范

为了使药品管理能做到有章可循，根据药剂科现有药品品种的数量及使用情况，特制定本规范。

1. 定义 贵重药是在供临床应用的所有药品中，依据药品零售价筛选出来的需要采取特殊管理办法的药品。具体规定如下：

(1) 针剂：药品拆零价≥500元的药品。

(2) 口服剂型：整包装药品价格≥300元且拆零价≥20元的药品。

(3) 酊水油膏：整包装药品价格≥150元的药品。

对于临床上比较紧缺的药品，如：人血白蛋白、人纤维蛋白原、人凝血因子Ⅷ等，也按照贵重药品来管理。

2. 管理

(1) 药库药品信息员负责在药品主数据库上添加贵重药标记。

(2) 各调剂室对符合上述条件的药品设专人进行管理，保证每种药品的数量与账卡数量、电脑的PIS中的数量完全相符，来源去处清楚可查。

(3) 贵重药专柜存放，专账登记，专人管理。

(4) 每日清点，发现账物不符时及时报告，及时处理。

(5) 调配处方时需登记账卡，并签字。

(6) 定期检查有效期，拆零的药品需要保留原包装，以便于效期管理。

第三节 门诊药房收方操作规程

1. 准备工作

(1) 收方人应按照医院的仪容仪表规范进行着装，整齐大方得体。佩戴好胸卡。

(2) 收方人在开窗口前应将处方打印电脑打开，检查打印机、读卡器是否正常，并准备适量的打印纸。登录“联众医院信息系统V3.0”程序，点击左上角“发药处理”→“处方单打印”（勿选自动打印）；调整日期（时限1个月）；“发药”选未发;“收费”选已收;把“打印后,自动清屏”前的勾选去掉。

(3) 打开扩音器,使用礼貌用语称呼患者。

2. 收卡收方及打印

(1) 医保卡:收卡,用扫描枪对准卡上的条码进行扫描,听到“哔”的一声,电脑上同时呈现出处方信息,随即打印处方。

(2) 就诊卡:放到读卡器上 → 按 F1,打印处方。

备注:患者的医保卡和就诊卡需在建卡处进行关联,只需出示任意一张卡即可打印处方。

(3) 普通纸质处方:首先查看处方上是否已盖有收费章,处方的前、后记是否完整,无误后连同其医保卡或就诊卡一并收入。同时读取医保卡或就诊卡信息,以防其有电子处方。

(4) 毒麻药、一类精神药处方:毒麻药、一类精神药必须要有红色专用纸质处方,当医师只开纸质处方时,需查看该处方是否加盖“信息已确认章”和收费章。无误后连同其医保卡或就诊卡一并收入。

对于麻醉药和一类精神药电子处方,需将红色麻醉手写处方一并收入。并确认红色处方上加盖“信息已确认”章,未加盖者,告知患者到门诊部加盖此章。

(5) 腹膜透析液处方:患者如需配送腹膜透析液,收方人需将三联配送单一并收入,检查三联单是否填全配送信息,并询问患者配送时间,并在三联单上注明,如需在本周约定日之前配送,则需请调配人电话联系配送人。

(6) 注意事项:要有节奏地刷卡打印,避免连续刷卡导致处方未打印;打印处方时应注意察看电脑屏幕上显示的处方张数,以防遗漏。时刻提防因一次性打印多张处方而导致的处方蜷曲在打印机顶部。

3. 分配处方

(1) 打印出的处方按照患者姓名分别放入调配筐中,并按时间顺序码放,分配至两个发药窗口对应的调配人员。如收方人能力尚可,可根据处方上的药品在货架的位置分配处方,提高调配人的效率。在给两个发药窗口分配处方时,不仅要考虑到调配人的数量与能力,也要考虑到发药人的能力。不可平均分配,避免出现一个窗口堆满了筐,另一个窗口没有筐的情况,以尽量缩短患者等候时间。特殊处方要兼顾两个窗口平均分配,如毒麻药、腹膜透析液、大处方等,避免内部与外部纠纷。

(2) 分配窗口后清晰慢速地告知患者在哪个窗口取药并请患者就座等候,并将就诊卡(或医保卡)还给患者,手写处方则收入。

(3) 如两窗口堆积过多的调配筐,可减慢收方速度,帮助调配人撕开两联处方,帮助调配人审核处方,发现问题及时让患者回去修改。若等调配人发现问题势必延长等候时间,容易造成纠纷。收方人还可引导患者到其他窗口交卡。

4. 常见故障处理

(1) 扫描医保卡条码出现故障时,可输入该医保卡编号,按回车键即可打印处方。

(2) 联众处方打印系统打印不成功时,需要在 PIS 中重新打印。方法如下:点击 PIS 界面中的门诊处方打印程序(PIS 打印的处方无条形码且处方右下角注明“药房打印”)。

(3) 刷卡后无数据时

1) 询问患者是否交费,必要时索要收据,检查西药费、中药费两栏是否为空。

2) 查看联众打印程序的前后时间是否覆盖处方时间,必要时向患者索要清单或收据。

3) 询问患者手中是否有手写处方,必要时向患者索要清单。如清单上药品条目下有用法,则为电子处方;如没有则为手写处方。

4) 询问患者是否拿错就诊卡。有些患者有两张卡,或拿错家属的卡,必要时核对收据上的姓名。

5) 询问患者是否已经在其他窗口刷卡。如果清单显示为电子处方,并且就诊卡与收据一致可初步判断患者在其他窗口刷过卡。

第四节 门急诊药房处方审核调配发药操作规程

一、审核处方

2011 年 3 月 1 日起施行的《医疗机构药事管理规定》中第二十八条规定:药学专业技术人员应当严格按照《中华人民共和国药品管理法》、《处方管理办法》、药品调剂质量管理规范等法律、法规、规章制度和技术操作规程,认真审核处方或者用药医嘱,经适宜性审核后调剂配发药品。发出药品时应当告知患者用法用量和注意事项,指导患者合理用药。

药学专业技术人员调剂处方时必须做到“四查十对”:查处方,对科别、姓名、年龄;查药品,对药名、规格、数量、标签;查配伍禁忌,对药品性状、用法用量;查用药合理性,对临床诊断。

根据以上规定,特制定门急诊药房处方审核调配发药操作规程。

1. 电子处方

(1) 检查处方中科别与患者性别、科别与年龄、科别与诊断是否不合常理(如科别为妇科,性别写成男性;科别为儿科,年龄写成 28 岁;科别为妇科,诊断写成前列腺炎等)。

(2) 检查药品禁忌证、皮试结果、妊娠及哺乳期用药、诊断与用药是否合理，是否存在药品相互作用。

(3) 检查药品剂型是否与患者年龄相符，如婴儿与常规口服片剂等。

(4) 检查药品用法用量是否与诊断、年龄(体重)相符，检查是否医保超量。

(5) 检查是否符合特殊药品规定(如毒麻药、二类精神药、高危药品、腹膜透析液等)。

(6) 如发现问题，及时与患者、医师沟通，必要时填写《药师与医师联系单》，待处方修改正确后方可调配发药。

2. 手写处方

(1) 手写处方审核遵循电子处方项下所有内容。

(2) 检查处方前、后记书写是否完整(患者姓名、年龄、性别、科别、病历号是否完整；有无医师签字、盖章)；有无诊断。

(3) 检查处方中药品的通用名与商品名是否齐全、是否正确、是否一致。

(4) 检查处方中药品的用法、用量是否合理。

(5) 检查处方内容书写是否规范，药品数量不能直接写×盒、×瓶。

二、沟通与更正处方

药师在审核处方后发现问题时，首先要耐心细致地向取药人说明。征得其理解后去找医师，必要时通过填写《药师与医师联系单》进行更改。药师在工作时间允许的情况下，可为患者电话联系医师或亲自去找医师更改。

1. 电子处方的更正　请医师将问题处方在“医师工作站”的程序上做退药处理，并重新输入正确的处方；或者在打印出的问题处方上进行手写修改，并在修改处盖章签字。

2. 纸质处方的更正　医师在处方的问题处进行手写修改并盖章签字。

三、调配处方及注意事项

1. 处方调配前应在系统中确认，调配后按要求在调配人处签字或盖章。门诊药房处方调配。

(1) 调配药师进入 PIS 的“医师工作站发药”，没有“医师工作站发药”条目的药师，请插入事务代码。

(2) 选择收方人登录。

(3) 将处方右上角条形码，对准扫描枪的红线滑过，系统将自动打印用法标签。

扫描前，注意光标要放在处方号位置，否则不会读取处方信息；扫描并核对后按“调配”按钮，确认此处方已进行调配。

(4) 如扫描后没有信息，需检查光标是否放在处方号位置，东西院区标示是否修改（东院 1000，西院 6000），日期是否合适。

2. 手写处方应在 PIS 上核对药品名称、规格、数量是否存在收费错误。

3. 处方应逐张调配、药品应逐条调配（避免遗漏处方、遗漏药品）。

4. 通过药品名称、规格以及剂型锁定药品货架位置，不能只看药名就凭经验调配（同名不同规格、同名不同剂型及音似的药品众多）。

5. 调配时应注意处方上的药名与药品外包装上的药名是否一致、规格剂型是否一致（音似形似的药品、同名不同规格不同剂型的药品众多）。

6. 注意处方上药品的规格与包装数量，区分最小包装与中包装、板与盒，并与货架上药品核对（大多数中包装数量是 5 或 10，但也有一部分中包装数量是 4、6、12 等特殊包装）。

7. 看清处方上的数量，仔细清点（注意包装量）。

8. 调配人应把调配好的药品整齐地码放在调配筐中，便于发药人核对发药。并将调配筐按确认顺序传递给发药人（以免引起患者的异议）。

9. 调配人员每次最多可同时调配 3 个患者的药品。

四、发药及注意事项

1. 发药人按照医院的仪容仪表规范着装，应整齐大方得体。

2. 发药人在发一名患者的处方前应检查桌面是否遗漏前一名患者的处方中药品，PIS 是否已做发药操作。

3. 门诊药房发药操作

(1) 发药人进入 PIS 的“医师工作站发药”，没有“医师工作站发药”条目的药师，请插入事务代码。

(2) 选择发药人登录。

(3) 发药时请患者出示就诊卡，刷卡调出信息，核对患者，四查十对后将药品发给患者。在药盒上贴用法签，同时向患者交代用法及注意事项；按“发药键”完成操作。

(4) 发药时如果患者就诊卡没有信息，可从以下方面考虑：

1) 患者的处方尚未调配，或调配药师没按“调配”按钮。

2) 东西院区标示是否修改（东院 1000，西院 6000），日期是否合适。

3) 确认患者姓名，询问患者是否出示了正确的就诊卡。

4. 急诊、特需、外宾药房调配及发药流程

(1) 调配药师进入 PIS 的“门、急诊发药程序”，进行发药人登录。

(2) 将处方右上角条形码，对准扫描枪的红线滑过。核对后按“发药键”，完

成操作。

5. 打开扩音器，使用普通话以中速语音呼唤患者姓名，注意处方上的年龄，对老年、耳鼻喉科患者应适当放大音量降低语速。

6. 使用礼貌用语请患者出示就诊卡或手写处方的底联，以便核对患者。

7. 读取就诊卡中的数据，并与处方比对。先核对患者姓名、再核对药品。避免患者误听或有同名患者，确保把药品发给正确的患者。

8. 逐张、逐条由上至下发药。不能跨张、跨条发药，避免遗漏。

9. 发药同时做好患者教育，告知患者药品名称、使用原因、用法用量、注意事项、不良反应等。口服药外包装需贴用法签。对于患者长期使用药品的并熟知用法情况下可简单告知，提高发药速度。

10. 发药结束后，在处方发药人一栏按规定盖章或签字，检查并清理桌面，避免遗漏药品。使用礼貌语言告知患者药已发齐，并等待患者装好药品。

11. 发过的处方分类码放整齐。

五、欠药与退药流程

1. 欠药由调配药师发起，需电话联系何地取药，并在欠药单上方注明欠药地点或直接告诉发药人欠药地点。

2. 退药处方要经过调配、发药后才能进行退药，退药需由医师发起，由调配药师收回药物并打印退药单。

3. 撤销已确认处方及退药

(1) 撤销已确认处方：在查询条件中根据患者姓名、处方号等信息查询患者的发药凭证编号，将其填入查询条件中的“发药凭证编号”，点击“查询”，然后点击“撤销已确认处方”。

(2) 退药：在查询条件中根据患者姓名、处方号等信息调出患者的发药记录，核对退药数量，输入退药原因，点击“打印并过账”。

(3) 处方未发出者（不管是否已经调配），患者的退费不需经过药房，直接联系医师后，到收费处退费即可。

(4) 处方已经发出者（包括欠药），患者在退费前必须先到药房进行退药操作，打印退药单并收回药品，然后才能去退费。已做发药的处方，不得进行“撤销已确认处方”操作。

六、药品配发差错的处理

1. 处方应逐张在 PIS 上做发药操作，避免遗漏。

2. 发药人发现调配人的调配错误时，应及时告知并让其立即更换，减少患者等候时间。

3. 发药人没有核对出调配人的错误，而发错药时，首先应想办法主动联系患者（如使用扩音器呼唤患者，及时联系检查科室，根据处方上的电话、住址等信息联系），尽可能减少患者错误用药；如患者发现后返回发药窗口，发药人应在核实情况后向患者坦诚地承认错误，绝大多数患者都会原谅。

4. 发生纠纷时，勇于承认存在的错误，并尝试自己解决，解决不了的及时通知组长、带教药师或高年资药师解决。尽量不让患者提出态度问题，避免事态恶化。

第五节 门急诊药房退药处理流程

1. 退药原则 卫生部 2011 年《医疗机构药事管理规定》第二十八条规定：为确保患者用药安全，除药品质量原因外，药品一经发出，不得退换。但在实际工作中，退药原因较多，应结合临床实际，做相应处理。如发生药品有明显的质量问题、患者用药后发生不良反应、医方责任、药房责任问题时，可以退回药房。

2. 接待 当患者取药离开窗口后，又返回门急诊药房要求退药时，接待人员首先要态度和蔼地认真听取患者主诉。如退药不属于上述原因，要耐心仔细向患者说明情况，以让患者理解和接受。

3. 核查 查看患者取药时的处方底联、交费收据和清单是否一致相符。在电脑的 PIS 中调取患者取药的时间、地点，核查药品批号。查看医师填写的不良反应报告。

4. 评估与处理

(1) 检查药品完整性、有效期、储存条件等；药品破损、包装破损、说明书破损不得退换。

(2) 凡需特殊条件保存的（如：2~8℃冷藏）的药品拒绝退药。

(3) 药品属特殊商品，原则上不得退药，如当班人不能确认是否符合退药原则，应及时请示组长处理；如组长不在，应请示上级领导指定其他负责人处理。

(4) 在处理问题中，应及时与相关科室医师联系沟通。

(5) 特殊情况或问题，应及时向科领导、门诊部或医务处相关领导汇报并请示。

5. 操作

(1) 当班人经以上核查确认后，由医师在门诊医师工作站中做退药处理。

(2) 当班人员打印退药单，签字后上联交患者，下联由药房保存。

PIS 操作：在查询条件中根据患者姓名、处方号、取药时间等信息调出患者的发药记录，核对药品批号、退药数量，输入退药原因，点击“打印并过账”。

第六节　门急诊药房“毒、麻、精一类”药品调配发药操作规程

1. 审方

(1) 检查处方是否有信息审核章,没有的请患者到相关部门办理。

(2) 检查红色专用处方是否填写完整,包括患者姓名、性别、年龄、身份证号、大病历号,代领人姓名、身份证号,科别、诊断、通用名、商品名、规格、数量、用法用量、签字盖章等。

(3) 检查医师签字留样是否与医务处备案一致。

(4) 检查手写处方内容是否与电子处方一致(没有电子处方者省略此项)。

(5) 检查手写处方的药品规格数量是否与 PIS 一致。

(6) 按照《处方管理办法》的要求,根据诊断及药品剂型判断带药天数上限;计算处方实际带药天数,即以总用量除以每日用量,所得数值应小于等于处方管理办法规定上限(见表 2-3-1)。

表 2-3-1　麻醉药品、一类精神药品处方上限

剂型	注射剂	其他剂型	缓控释制剂
普通疼痛	1 次	3 日	7 日
癌痛、中重度疼痛	3 日	7 日	15 日

(7) 根据麻醉药账卡上的患者上次取药记录,查看是否到达再取药时间。如果账卡上记录上一次取药量为 15 天,而上次取药时间距本次取药不满 14 天,则不能发药。

2. 调配

(1) 按处方逐条调配药品,仔细核对药名、规格、数量。

(2) 在账卡上记录取药日期、患者姓名、带药天数、带药数量(以最小单位计)、剩余库存,并在账卡上签字。

(3) 在处方上记录药品的批号,并在调配人处签字。

(4) 针剂、贴剂应收回空安瓿、残贴,并做好记录。

(5) 急诊药房在调配麻醉药品处方时,需要特别注意以下事项:

麻醉药品及第一类精神药品的注射剂每张处方为一次用量;其他剂型包括控缓释制剂每张处方不得超过 1 日量;盐酸哌替啶处方为一次用量,药品仅限于医疗机构内使用,并由护士取药。

急诊药房设有麻醉药品注射剂空安瓿回收登记本,以确保在门诊药房所发的麻醉药品注射剂没有外流。记录内容有:日期、患者姓名、麻醉药品名称、规格

及数量、发药人、空安瓿回收并签字。

3. 发药

⑴ 发药操作可参考“门急诊药房处方审核调配操作规程”。

⑵ 发药时应再次核对处方的完整性及患者带药是否超量。

⑶ 检查调配人是否签字、是否将批号写在处方上。

⑷ 发药时提示患者下次取药时间，提醒首次使用贴剂的患者保留旧贴，并在下次取药时交回药房。

⑸ 发药结束后，将麻醉药处方单独存放于麻醉药柜中。

第七节 门诊药房A型肉毒素调配发药操作规程

1. 说明

⑴ A型肉毒素管理按照毒药管理。

⑵ A型肉毒素处方的审核应参照“门急诊药房麻醉药调配发药操作规程”，审核通过方可调配。

⑶ 为配合临床患者需要，将药品进行拆零，使用科室建立基数（审查使用科室储藏保存条件，合格后方可建立基数）。

2. 调配

⑴ 在PIS上做调配操作时，将发药数量改为0，然后点击调配。此时会自动打印出一张欠药单。

⑵ 在专用处方（红色麻醉处方）上签字后，将欠药单与处方一并交给发药人。

3. 发药

⑴ 发药操作参考“门急诊药房处方审核调配操作规程”。

⑵ 发药时在欠药单上签字，并将欠药单上联与底方交给患者，结束发药。

⑶ 将处方与欠药单下联装订在一起，存放到药房指定位置。

4. 专人负责整理处方，处理欠药单，定期到药库请领，为使用科室补充基数。

第八节 门诊药房腹膜透析液调配发药操作规程

1. 说明 因腹膜透析液体积庞大，患者携带困难，为方便患者使用，经协商由医药公司直接为患者送药到家，特制定本调配规程。

2. 调配

(1) 请患者填写三联单上的配送信息。

(2) 调配腹膜透析液(以下简称腹透液)处方时检查三联单上配送信息是否完整。

(3) 配送时间如果在规定日之前(含),调配人应联系配送人员是否可以配送。

(4) 调配时将处方上的腹透液数量填写在三联配送单相应规格处(腹透液品种规格繁多,务必看清,避免配送错误)。

(5) 在PIS中做调配操作时,将腹透液数量改为0后点击发药,此时会自动打印欠药单。

(6) 调配人把整份欠药单、腹透液处方和腹透液配送单的白红两联用订书钉订好,待发药人签字后放在药房指定位置。

3. 发药

(1) 发药一般操作请参考"门急诊药房处方审核调配操作规程"。

(2) 发药时发药人应再次核对腹透液底方与腹透液配送单黄色一联上的规格数量是否一致。

(3) 如无误后,发药人将腹透液底方与腹透液配送单黄色一联交给患者,结束发药。

4. 专人负责与医药公司核对药品品种与数量,定期请领、确认。

第九节　病房药房出院带药标准操作规程

1. 准时上岗,开启计算机进入PIS,做好各项准备工作。

2. 收到外勤人员送到窗口的出院带药单后,做政策性审核,即药品数量是否符合医保要求,所带药品如需做皮试,应在出院带药单上注明皮试结果。发现不合格处方及时联系病房更改,对审查合格的处方在PIS中做全选、记账操作,并在处方上端居中位置盖章确认。贵重药品出院带药须经住院处审核盖章后方可记账。审查完毕的出院带药处方放在台面上等待外勤送至住院处。

3. 当患者持已结账的出院带药处方到窗口取药时,收方人员首先在PIS中对该处方进行确认,操作步骤为:选库存地、输入页号、点击执行按钮、确认、全选、批次确认、存盘。然后在处方调配人一栏盖章,并按处方调配药品;发药人严格遵循"四查十对"原则,将药品发给患者,向患者详细交代用法用量及注意事项,如需特殊保存的药品,应向患者交待保存方法并在药品包装相应部位做标注;如有近效期药品发出应向患者讲明具体情况;最后在处方发药人一栏盖章。

4. 在窗口收到病房退药单后,应在PIS内进行确认,操作步骤为选库存地、输入页号、点击执行按钮、确认、全选、批次确认、存盘。然后在退药单上盖章,并书写全欠字样，及时交到退药负责人手中。

5. 在窗口收到大输液退药单后，应在 PIS 内进行确认，操作步骤为选库存地、输入页号、点击执行按钮、全选、确认。然后盖章，及时交与退药负责人手中。

第十节　病房药房贵重药品及中成药品发放标准操作规程

1. 贵重药（定义见本章第二节“贵重药品管理规范”）及中成药品必须由护士领取。

2. 收到住院处审核后的病房贵重药品领药单（含中成药）后，进入 PIS 并确认，操作步骤为选库存地、输入页号、点击执行按钮、确认、全选、批次确认、存盘，然后在领药单上盖章。

3. 按照领药单调配药品，对于贵重药品要及时登记手工账卡，详细记录日期、领药单号、领取数量、结存数量等信息，然后在领药单发药人一栏签字或盖章，病房领药护士核对无误后在领药人一栏签字，方可将药品取走；非贵重药品的中成药无手工账卡。发药过程中如果有近效期药品，应告之领药护士，提醒先用。

4. 每日由专人利用中午时间进行对账工作，保障所有贵重药品的实际数量、手工账卡结存数量、PIS 的库存数量一致，如出现不符，应及时查找原因。

5. 收到病房贵重药品退药单，应及时在 PIS 做确认，并严格检查退还药品，如果可以与领药单相抵消，原则上不收取病房的退还药品。

第十一节　病房药房科室领药标准操作规程

1. 病房药房设专人负责发放各科室和病房的公共消毒剂、病房基数药品的换领及科研用药品的发放。

2. 根据各病房及科室的领用数量，在 PIS 中做科室领药操作，打印出科室领药单，双方核对无误后签字，上联随白支票留存，月底交药品会计，下联交领药人留存。

3. 定期检查清点货物，保证账物相符；及时将缺货情况通知采购员，并在 PIS 中做药品请领，收货后及时确认领药单。

4. 每月收取各科室及病房内部支票，每月底将各个科室、病房的白支票及领药单整理登记后，上报药品会计。

第十二节　单剂量包药机摆药标准操作规程

1. 开机　先打开电脑中的 ATF 软件和 Apps 软件，而后打开变压器，启动 XANA4001 分包机，其进行自检预热后，进入待机状态，点击 ATF 软件中的"开始"按钮和 Apps 软件中的"后台自动调度"按钮。将备用药槽设置为【自动开/关】状态。查对单剂量包药机(以下简称单包机)内药盒与药品落位号是否相符。

2. 药品分包

(1) 从网络打印机中取出长期口服摆药单及临时口服摆药单，核对医嘱是否正确，并在 PIS 中确认，操作步骤同针剂统领单，然后在单包机调度台的待包列表中找到相应单号双击后，点击分包。PIS 将打印未放置在单包机内的药品及需要加在备用药槽内的药品清单。

(2) 一名药师根据所打印的药品清单准备备用药槽内的药品，另一名药师进行核对(药品、剂量、位置)，然后放入包药机中进行分包。第三名药师负责核对分包出的药品，全部完毕后将分包好的药品和统领单下联交护士核对。

(3) 在运行过程中如需补充药品，必须双人核对，一是查看机器内药盒上的药名和规格与储药盒是否一致，二是查看药盒与落位号是否一致，并记录所加药品的有效期，最后双人签字确认。补充药品时，必须双手操作，注意推拉抽屉时一定要轻缓，避免药盒中的药品受到外界震动自行掉下，导致包药错误。

(4) 分包中途设备提示缺药时，如果此种药品已断货或临时采购不到，可以临时调用空心胶囊药盒代替。

(5) 负责包药机操作的药师，每天应详细记录发生的异常情况，并留下相应包装药袋，汇总后由组长联系分包机工程师一并解决。

3. 准备药品　长期医嘱分包完毕后，查看药盒中药品是否需要添加，如药盒中残留药品与新加药品批号相同则添加，如果批号不同，可以将新批号药品放入储备药盒中。每种药品在加药前一定要进行药品的过筛，保证加入药品的清洁，勿混入杂质。

第十三节　单剂量包药机维护标准操作规程

1. 包装纸的安装

(1) 按【送纸】键，将剩余的分包纸送出。

(2) 打开包装机构的门(按右上角)和输送装置的门(直接拉)，用手握住包装机构的拉手，拇指按住拉手左侧的按钮，用力拉出包装机构，同时用另一只手拉出输出装置。

(3) 移开药品溢出收集器盒子。

(4) 用手向外扳开进纸装置前方靠下的把手，使其两个辊轴分开。

(5) 扳开打印机上方的扳手(顺时针大概 70 度)。

(6) 把新的包装纸按逆时针方向旋转，纸带开口向上的方式将包装纸放在载纸台上。

(7) 使纸先经过两个张紧辊、再经过缺纸报警器(用手向上搬动薄膜压板，使纸带通过，放下薄膜压板)，然后再经过一个张紧辊，接着通过打印机磁头和墨带之间的空隙，然后经过一个活动引导辊和一个固定引导辊，接着通过纵向加热塑封机构，加紧机构缝隙，然后使药斗的下端进入纸带的中间，再经过横向加热塑封机构，接着通过进纸装置的两个辊之间，然后经过切割器(注：再经过塑封机构时，一定要小心，因其机构的温度比较高，小心被烫伤)。

(8) 将进纸装置的把手、漏药收集器、打印机把手恢复原状。

(9) 将整个包装机构和输出装置同时退回原位，按两下包装机构右下角的进纸按钮，进行两个空袋的包装过程，关闭外侧的两个门。

(10) 包装纸安装完毕。

(11) 将刚刚送出的药袋中有打印信息的两个空袋撕掉，单包机将重新对这两个药品进行包装。

2. 色带的安装

(1) 打开包装部的门(按右上角)和输送装置的门(直接拉)，用手把住包装机构的拉手，拇指按住拉手左侧的按钮，用力拉出包装机构，同时用另一只手拉出输出装置。

(2) 扳开打印头扳起杆(顺时针大概 70 度)。

(3) 用手在竖直方向上提起色带安装机构。

(4) 将墨带安装机构倒置在平稳桌面上。

(5) 扳开色带压辊。

(6) 卸下用过的墨带和空的墨带芯，将新墨带的透明部整齐地粘在卸下的空墨带芯上，将其安装在左侧的卷轴上。将新色带朝箭头方向穿过，同时将色带从压辊与杆之间穿过并卷绕在空的色带芯上。将压辊复位，然后将空色带芯按顺时针方向旋转 2 圈左右，确认色带已正确穿过并设置。

(7) 将色带安装机构竖直放回到打印机构上，扳起杆复位。

(8) 色带安装完毕。

3. 药斗的拆装　需要清理药斗时，移开漏药收集器，在“手动状态”下点击屏幕上的“装脱”按钮，药斗此时向下移动一定位置，一只手把住药斗的支撑柱，另一只手用力水平向外拉出药斗，用纱布进行擦拭，擦拭干净后，再将药斗装回，点击屏幕上的“复位”按钮，注意把药斗插入包装纸内，然后按两次“送纸”键，药斗安装完毕。

4. 清洁保养(无特殊要求的均在关机状态下进行),见表 2-3-2。

表 2-3-2　单剂量包药机的保养频次及方法

清洁部位	保养频次	保养方法
集中收集漏斗	每天	用干净的无纺布擦拭,保证 4 个收集漏斗无尘
备用药槽	每周	用毛刷清理每个药槽,用干净的无纺布擦拭备用药槽底部
收集活门	每周	用纱布蘸无水酒精擦拭。用手托住活门后方,以防松动产生漏药
药斗	每天	用棉签蘸无水酒精擦拭(此部位要在开机状态才可进行)
打印磁头	必要时	用棉签蘸无水酒精擦拭,要求同方向擦拭。不要拉锯式来回擦拭
药片溢出报警部	每天	用棉签蘸无水酒精擦拭。不要碰伤到红外发射小灯
裁刀部	每天	用毛刷清理碎屑,保证整个包装部清洁无尘
落药通道	必要时	用干净的无纺布固定在细棍上进行擦拭
包装部	每周	用干净的无纺布擦拭,保证包装部的清洁
药盒	必要时	清水冲洗,自然晾干。必要时可用电吹风机吹干

第十四节　病房药房口服药品手工摆药标准操作规程

目前病房药房已经使用单剂量药品分包机对住院患者长期口服药品及临时口服药品进行摆药,原则上不再进行手工摆药,但是如果出现机器故障且无法及时修复等应急状态时应启动手工摆药流程,确保住院患者及时用药。具体操作规程如下。

1. 每日早晨必须进行准备工作,补充药品,整理药品及工作台面,确保工作顺利进行。

2. 从网络打印机中取出长期口服摆药单及临时口服药摆药单,并在 PIS 中确认,操作步骤同针剂统领单。并在摆药单上盖章。领药单一式两联,上联为药房摆药使用,下联交病房护士核对使用。

3. 长期口服药摆药时,应按照病床号码顺序码放在药盘中,并严格按照医嘱时间点将药品摆放在不同颜色的摆药杯中。摆药过程中注意核对摆药单与所取药品的名称、剂量、数量及服药时间是否相同,检查摆药单上的药品用量是否合理,有无药物的相互作用。

4. 如对医嘱存有疑问应及时翻阅药品说明书、查相关资料、请教相关人员。然后向病房护士或主管医师提出建议,改正后再发药。如果医师坚持原用法、用量,请医师在摆药单上签字,并将此摆药单单独保存至指定位置,由专人负责记录。

5. 一个病房的摆药过程结束后,必须进行清场工作,为下一个病房的摆药工作做好准备。将已经摆好的药品及领药单一同放置指定位置等待取药人员核对。

6. 除部分特殊病房以外,口服药品的领药量周一至周四均为 1 天用量,周五一般为 3 天量。

7. 补充药品时要尽量将原装置瓶中的药品用完后再补充新药,每向装置瓶中补充一种药之前,要核对所加药品与原有装置瓶所放药品的药名、厂家、剂型、批号、有效期、颜色、大小等是否相同,如有不相同者,不能混加在一起;不常用的药品尽量使用原包装瓶,且减少拆瓶数量,多人合用,避免浪费。

8. 补充带铝膜板的药品时,应检查药名、厂家、剂型、批号、有效期等、不同批号的药品须按先后顺序码放,存放铝膜板的药盒要跟随批号的变化及时更新,药盒剪裁时应将批号及效期留下,以备核实。使用时先用零散的药品。

9. 如所用药品一旦停药,应尽快将药品放回原处,或及时与其他摆药桌调换,以免因久存过期而造成损失。

10. 分装药品使用的药杯由使用病房提供,并由病房定期清洗消毒,分装药品使用的器具由药房工作人员负责定期清洗消毒。

11. 出院带药患者如需要非整包装药品时,应严格按照上述规程进行药品分装工作,分装药品时应仔细核对药品名称、规格是否与出院带药单信息一致,并检查药品效期。将所需药品放入专用内服药袋后进行包装,在药袋相应位置应准确书写药品名称、规格、数量、药品效期、分装日期等相关信息。在条件允许的情况下应双人核对,独立值班时应由本人进行 2 次核对。每次分装药品时只能同时对一种药品进行分装,并且需要严格执行清场制度。

第十五节 病房药房退药标准操作规程

1. 住院患者因正常停医嘱、撤销医嘱、出院等原因造成的针剂(包括贵重药)及中成药退药,应先与退药病房的统领单进行抵消,尽量避免实物退还,无法抵消者,检查退还药品的包装、效期、数量,无误后确认退药单。

2. 所有口服药品原则上禁止退药,但如遇因医方责任给患者造成多记账的情况,应请医师或护士写明相关情况,允许病房打印退药单。流程如下:

(1) 无实物退还的口服药退药:病房打印退药单→药房工作人员在 PIS 中核

对相关情况→核对无误后确认退药单→病房打印正确的领药单记账。

(2) 有实物退还的口服药退药：
- 有完整包装、能确认批号或有效期合格品：收取退药并确认退药单
- 没有完整包装、不能确认批号或有效期的药品：确认退药单→拒收药品→退药病房用科室支票领取需退还的药品，按《北京协和医院临床用药中意外报损药品管理制度》流程办理

3. 出院带药原则上不允许退药，但确系发生药物不良反应的情况应办理退药手续：请医师填写不良反应报告单→告知组长、查资料或请教相关老师进一步确定→收取患者手中药品认真检查药品包装、有效期、储存条件等→核对无误后通知病房打印退药单并送至药房→病房药房确认退药单→患者直接到住院处办理退费手续。

4. 病房发现药品出现质量问题，需请当事人写明情况，护士长签字后，拿到药房。

(1) 如药品尚未开封，药房收回此药品，上交药库。给病房更换新的药品。

(2) 如药品已配制，若质量问题因护士操作有误造成，则由病房承担损失；若由未知原因造成，则上报药库，由其与药厂联系进行相关处理。

(3) 有内外两层包装的药品，外包装完好而内包装破损的，可在药房更换新的药品。

5. 以下情况不予退药：

(1) 病房取药人员离开药房后发现药品外包装破损。

(2) 病房所退药品有效期在 6 个月之内（特殊短效期或发出时效期小于 6 个月者除外）。

(3) 药品包装不完整（如：已开封、字迹不清、药瓶被涂抹不清等）。

(4) 需特殊条件（如：2~8℃冷藏、冷冻等）保存的药品。

(5) 出院患者因所带药品超量、医保无法报销而要求退药（由处方医师承担责任并负责解决）。

第十六节　病房药房药品请领（含临购）标准操作规程

1. 专人负责领取药品，组长监督。领药人休息时，组长负责领取药品。

2. 领药人应根据临床用药情况，做好领药计划并及时根据临床用量调整请

领药品的数量，力求保证临床用药，存量合理，避免积压浪费。如遇近效期药品，视用药情况做好请领计划。

3. 常规请领频次为每周1次，对于抢救、特需或缺货、断货药品，随时与药库联系，随到随领，以确保临床供应。

4. 领药人应按规定日期，在PIS中运行MRP，做领药计划，传给药库。领药时，按出库单严格核对请领药品的名称、规格及数量，并准确、及时地进行计算机入库确认，发现问题，及时解决。出库单经计算机入库确认后，须签字或盖章并装订成册，以备查询。

5. 领药人应将药库通知的新药、暂停品种、更改包装规格等信息及时告知组内人员。

6. 对于过会的临用现进药品和未过会药品，如临床需要，应提前填写《北京协和医院过会品种临用现进药品申请表》和《北京协和医院临时申购药品审批表》，交药品采购员，药品到货后由领药人向药库请领并同时通知临床。

第十七节 病房药房针剂统领发放标准操作规程

1. 从网络打印机中取出针剂统领单（一式两联），进入PIS中确认，操作步骤为：选库存地→输入页号→点击执行按钮→确认→全选→批次确认→存盘，然后在领药单上盖章。

2. 检查该病房是否有退药单或借药未还，如有则在统领单中减去所退（借）药品数量，并在退药单上做标记。然后按照统领单进行逐一调配，注意轻拿轻放，尽量减少损耗，如不慎打碎应及时填写报损登记；完成后在针剂统领单上发药人一栏签字。

3. 将调配好的药品放在指定位置，等待病房护士核对取药，核对无误后病房护士在统领单领药人一栏签字，上联留存在病房药房，下联交病房护士。

第十八节 病房药房麻醉药品、一类精神药品发放标准操作规程

以药剂科印发的《麻醉药品、精神药品管理制度》为基本指导原则，结合病房药房实际工作特点，制定麻醉药品、一类精神药品的标准操作规程。

1. 麻醉药品、一类精神药品基数建立

（1）病房药房麻醉药品、一类精神药品基数的建立：由病房药房毒麻药品管理员根据临床需求向库房提出书面申请，申请单需写清申请理由、申请药品的品

种、规格及数量。由组长审核通过并签字后提交药库，药库审核通过后将申请单存档并及时变更基数药品登记表，双方签字确认。药库根据 PIS 的毒麻药品请领单向病房药房发放药品。

(2) 各病房及相关使用科室麻醉药品、一类精神药品基数的建立：由使用科室根据实际使用情况向病房药房提交书面申请，申请单需写清申请理由、申请药品的品种、规格及数量。由申请科室的主任及护士长签字后提交病房药房，病房药房审核通过后将申请单存档并及时变更基数药品登记表，双方签字确认。病房药房在 PIS 中做“科室领药”操作向使用申请科室发放药品。申请科室需用科室白支票结账。各病房及相关使用科室需配备专用保险柜存放药品，且应建立监管机制，并指定专人负责，定期清点并检查药品，要有详细的记录。药房将定期到各使用科室进行检查。

2. 麻醉药品的发放

(1) 病房、手术室等领用麻醉药品，需由领用部门的工作人员持 HIS 打印的麻醉药品统领汇总单，并附带处方医师开具的规范的麻醉药品专用处方到病房药房领取。药师需按相关规定严格审核领药单及处方，审核无误后经 PIS 确认，同时按规定回收注射剂空安瓿和废贴。确保回收物的数量与领药数量相符。如回收数量不符，应在相应登记本中记录，待病房补足后应签字注明。

(2) 领药单确认完毕后按需求发放药品，发药人需认真登记账卡，记录发药日期、领药科室名称、数量并签字。核对所发放药品的批号及效期是否与 PIS 中的一致，并在处方相应位置记录药品的批号。

(3) 药房人员需在领药单上签字并盖章，在处方的调配及发药人处签字，签字式样需与留档样式一致。领用科室人员需在领药人一栏签字确认。

3. 麻醉药品的请领

(1) 病房药房与药库协商制定药品请领周期，病房药房按日期由规定人员提交请领计划到 PIS，并将与请领数量相符的处方和麻醉药品逐日登记表一并交药库审核并存档。住院患者麻醉药品处方逐日登记表由医院计算机管理系统麻醉药品使用查询程序生成报表打印，手术室用麻醉药品处方逐日登记表由手术室计算机管理系统打印。

(2) 病房药房人员需与药库人员当面核对所请领药品的批号及数量等，发现问题及时沟通处理。整个请领发药过程除在 PIS 进行操作以外，还需同时进行“毒、麻、精一类”的药品射频识别(RFID)系统的操作。

(3) 毒麻药品的出库单需单独存放。

4. 麻醉药处方、账卡管理、结算、报表

(1) 根据国务院和卫生部的规定，麻醉药处方保存 3 年备查，专用账册的保存应当在药品有效期满后不少于 2 年备查。

(2) 凡使用麻醉药品的患者必须建立病历并有记载，开具麻醉药品需使用麻醉药品专用处方。处方应书写完整、字迹清晰，除写清患者姓名、性别、年龄外，必须注明病历号、身份证号、疾病名称或简要病情，盖处方医师人名章并签字。对书写不清、缺项、超量、或有疑问的处方，药剂人员不得调配。

(3) 处方做到日清月结，每日下班前要打印"麻醉药品每日结存表"并认真清点药品。填写交接班记录。于每月末制作麻醉药品使用情况月结报表提交药库审核。

(4) 病房药房应建立毒麻药品交接班记录本，详细记录每日药品清点情况、钥匙封存情况。

(5) 病房药房应建立麻醉药品空安瓿、废贴欠缺记录，详细登记每日病房暂时未归还毒麻药品空安瓿、废贴的数量及归还情况，双方签字确认。

(6) 病房药房应建立麻醉药品破损情况登记本，用于记录药房及病房在工作过程中发现或造成破损药品的相关信息。

(7) 病房药房应建立麻醉药品空安瓿及废贴登记本及医疗垃圾回收登记本，详细记录每日回收毒麻药品空安瓿及废贴的数量及处理情况。

(8) 随货出账卡片在使用完毕后应分类存放，以备查找。

5. 麻醉药储存　麻醉药品应专人负责、专柜加锁、专账管理，并具备必需的安全设施。每日下班前应检查药柜及监控设备情况，钥匙用口袋封存放在指定位置。

6. 麻醉药回收物的管理及定期销毁　麻醉药品的空安瓿及废贴在核对无误后应及时放入锐器桶保存，锐器桶装满后进行密封并交医院医用垃圾回收站销毁，回收锐器桶时要认真填写回收记录本并双方签字确认。

7. 麻醉药品处方的限量规定

(1) 出院患者的限量规定参照药剂科《麻醉药品、精神药品管理制度》，盐酸哌替啶仅限院内使用，不允许出院患者带药。

(2) 住院患者使用麻醉药品的发放原则上为1日用量(盐酸哌替啶处方为一次用量)。住院患者开具的麻醉药品、第一类精神药品处方应当逐日开具。

8. 当患者不再使用麻醉和精神药品时，应立即停止发药，且病房应将剩余的药品无偿交回病房药房。病房药房应建立麻醉药品、第一类精神药品无偿退还登记表，详细记录退还日期、科室、姓名、药品、规格、数量、批号、经办人等信息。无偿退还药品应单独存放，等待药监部门监督销毁。

9. 药品过期、破损处理

(1) 对于已经过期的药品应填写报损申请，批复后进入PIS进行药品报损操作，并做相关记录。已过期药品的实物应单独存放，等待药监部门监督销毁。

(2) 病房药房工作人员在发放药品过程中造成药品破损的，应上报组长及麻醉药管理人员，经查实后填写麻醉药品破损情况登记本，由当事人及见证人签字，破损药品的废物应放入锐器桶，避免人员损伤。由组长填写报损申请，批复后进入 PIS 进行药品报损操作，凭报损单再向药库请领补充基数。

(3) 各用药科室在操作过程中造成麻醉药品、第一类精神药品破损的，应第一时间通知相关领导及病房药房。在情况核实后填写临床意外损毁药品登记表，持科室白支票到病房药房办理补领手续，同时填写麻醉药品破损情况登记本。药房工作人员进入 PIS 做科室领药操作，同时打印发货单，双方签字确认。

10. 麻醉药品的销毁　由药剂科及药库进行统一的安排，病房药房整理需要销毁的药品清单及实物，并将药品清单与实物一起交药库，在药监部门现场监督下进行销毁处理。

第十九节　病房药房药品效期管理标准操作规程

药品的有效期管理是关系到患者用药安全的重要保障措施。病房药房的情况相对特殊，每日因患者出院、死亡、医师更改医嘱等造成大量的退药，所退还的药品效期较混乱，为了进一步加强病房药房内部药品的有效期管理，特制定本规程。

1. 人员分工　由组长指派 1 人全面负责药品效期管理工作，其他工作人员配合完成分区检查任务。按照药架位置及药品种类进行分工，明确每个工作人员的负责范围，确保所有库存药品都在检查范围。

2. 工作流程

(1) 每月初由负责药品效期管理的人员打印药品效期检查表，包括药品品种、货架编码、有效期限(距离有效期 6 个月之内)等相关信息，然后分发到每个工作人员手中。

(2) 药品效期检查人员认真手工排查管辖范围内的所有药品效期。对近效期药品要登记药品名称、规格、数量、到期日等，在检查表上签字确认。

(3) 负责药品效期管理人员将所有检查表收齐后，认真进行登记整理。并从 PIS 调出近效期药品信息与手工排查结果进行比对。如果发现问题需逐一查找药品，进一步核实情况。

(4) 对比及核查工作完毕后，将本月近效期药品信息汇总打印，由负责请领药品的人员填写处理意见。必要时应将检查结果副本提交药库做参考。

(5) 每个月的药品效期检查记录及处理意见表应装订成册存档。

3. 近效期药品的处理　负责药品请领的人员应根据近效期药品的具体使用情况认真分析，并签署处理意见。处理办法参照药剂科印发的《近效期药品管理办法》执行。确实无法在效期内使用完毕的药品，且无法向其他调剂室周转及退库的药品，应在失效期之前进行报损销毁处理，具体流程参照药剂科印发的《药品报损、销毁制度》。负责药品效期管理人员应全程监控近效期药品的处理情况，必要时向组长及科主任汇报。

第二十节　病房药房造影剂手工记账处方管理规程

放射科及心内科导管室在日常治疗及检查中使用大量造影剂。目前 HIS 不支持住院患者记账功能，因此允许上述科室建立造影剂药品基数并手工开具处方记账。病房药房在对该类手工记账处方做发药时应严格执行以下规程。

1. 病房药房安排专人负责接待并处理造影剂手工记账处方的发药工作。

2. 造影剂手工记账处方应由使用科室按照住院患者实际使用药品的品种及数量开具手工处方，处方书写应符合规范。

3. 由使用科室工作人员负责将处方交住院处做记账处理，住院处应在处方收费栏加盖住院处记账章。

4. 病房药房人员在接到手工记账处方后应认真检查处方是否已经记账，并认真清点处方上药品的品种及数量，然后按照处方汇总数量向请领科室人员发放药品，双方确认。

5. 将已经发药的手工处方进行数据汇总，包括药品名称、规格、数量。进入 PIS 做科室领药操作。在科室领药界面中输入请领药品的科室名称、药品名称、规格、数量。并在备注一栏填写备注说明。然后完成打印并过账，在科室领药出库单上签字确认。

6. 将打印出来的科室领药出库单与相应处方装订在一起，存放在指定位置。

第二十一节　手术室药品发放标准操作规程

为方便手术患者术中用药，药剂科允许手术室按照相关规定申请建立相应药品基数，在药剂科登记备案。

1. 常规药品一般每周请领 1 次，麻醉药品每个正常工作日请领 1 次。

2. 手术患者在手术期间使用的所有药品的记账由手术室计费系统处理完成。手术室领药人员负责从手术室计费系统调取并打印领药单，其中麻醉药品领药单需单独打印并与处方及使用明细表装订在一起。

3. 麻醉药品请领

(1) 由手术室领药人员持领药单、处方、使用明细表、空安瓿到病房药房办理领药手续，病房药房人员在收到麻醉药品领药单后需认真核对所附处方及使用明细表的品种及数量是否一致，核对请领药品数量与空安瓿数量是否一致，检查每张处方书写是否规范。确认无误后向其发放麻醉药品并记录发放药品批号，双方在领药单上签字确认。病房药房人员应在每张麻醉药品处方上签字。

(2) 药房人员在发药后进入 PIS 做卫星药房药品请领及发药操作，在卫星药房药品请领界面输入领用部门代码、发药部门代码、药品名称、规格、数量，然后生成 PIS 请领单。然后进入卫星药房发药界面完成发药并打印过账。

4. 常规药品请领

(1) 手术室领药人员每周提交 1 份请领单，病房药房根据请领单准备相关药品，并与手术室领药人员当面核对药品，双方在领药单上签字确认。

(2) 药房人员在发药后进入 PIS 做卫星药房药品请领及发药操作，在卫星药房药品请领界面输入领用部门代码、发药部门代码、药品名称、规格、数量，生成 PIS 请领单，然后进入卫星药房发药界面完成发药并打印过账。

5. 手术室用白支票请领药品的流程参照病房药房科室领药标准操作规程执行。

6. 手术室应在每月初打印上个月的药品请领月报表提交病房药房。

第二十二节　输液站药品配送标准操作规程

1. 病房配送

(1) 进入 PIS，在大输液处理界面内选择日期范围（系统默认日期范围为 1 个月），选择病房名称后进行汇总。系统将根据该病房的领退药情况做出汇总报表，并打印一式两份。

(2) 根据打印出来的大输液配送单进行备货，备货应符合先进先出原则。运送前应仔细检查装运药品的品种数量及包装质量，并针对药品的包装条件及道路状况，采取相应措施，防止药品破损和混淆，保证药品安全运输到各个病房。

(3) 将药品运送到病房后应将药品码放到指定位置，并与病房接收人共同清点药品品种及数量，核对无误后双方在大输液配送单相应位置签字，正单由大输液配送人员保管，底单交病房留存。

(4) 在实际工作中与病房共同摸索协商大输液配送的间隔时间，或等待病房电话通知送药，但两次配送间隔不能大于 1 周，且每次配送都要将账目结清。

(5) 病房需使用特殊品种输液时，应及时登记并通知采购员，以保障临床用药。

(6) 如遇特殊情况(如特殊患者、节假日)病房需要借药时,应由大输液配送人员按照病房所写借条发送输液,以保证临床用药。并于一周内在该病房大输液配送单中扣除所借药品数量。

2. 药房配送

(1) 门诊药房、外宾药房和急诊药房大输液库存不足时,直接向输液库请领药品。

(2) 药房请领大输液时,输液库人员应及时记录,并在PIS内做院内串货操作:输入请领药房的代码,逐条输入所请领的药品名称、数量、批号,并打印二级库串货单,随后根据串货单备货,由指定人员送至药房。串货单一式两份,双方签字后,正单由输液库房工作人员保管,底单交请领药房留存。

3. 输液站日常管理

(1) 大输液请领:指定1人做日常药品的请领工作,定期清点常规输液品种的数量,对库存不足的品种及时在PIS内向药库提交请领单。请领数量应合理。

(2) 验收入库:药品供应企业将药品送至输液库后,接受人员应按配送票据核对药品名称、规格、数量、批号、有效期等是否相符,药品外包装有无破损,核对无误后将药品放入指定位置,并在票据上签字确认,电话通知药库收货完成,药库将打印收货单给输液库,由领药人签字后在PIS内做收货加库存操作。

(3) 大输液储存保管:药品应按品种、规格、批号分类存放,码放时与墙面、地面保持规定距离,不同品种之间要保持间距,码放高度或层数应严格遵守药品包装箱上的指示。

(4) 药品发放遵守先进先出、近期先出的原则。

(5) 在送液运输过程中如有输液破损,应及时登记并补齐数量。

(6) 每日记录输液库内的温湿度,每月检查所有药品的有效期,并做详细记录。

(7) 认真完成每次盘点工作。

第二十三节 病房自动配药柜药师操作标准规程

自动配药柜置于病区,存放所在病区临时医嘱常用药品,既便于护士及时执行临时医嘱,也有利于病区药品管理,减少护士站内的基数药和用药差错风险。

1. 登录系统

(1) 使用用户名和密码登录系统。

(2) 使用指纹登录系统。

注意:指纹需要事先在系统中保留。如果未保留过指纹,或指纹失效,则需与药房联系。如果在设备A上使用指纹登录,那么第一次在设备B登录时需使用用户名和密码,以后再登录时直接使用指纹登录即可。

2. 药品上架

(1) 进入"库存"界面,点击"修改药箱"按钮。

(2) 在药柜中选择要上架药品的位置:把药品放在药架上,则点击药架上相应位置的按钮;把药品放在抽屉中,则打开抽屉和相应的药格,可自由调整药格大小的抽屉需要输入药格编号。选择好位置后点击"指定物品"按钮。

(3) 在屏幕上的药品列表中选择需要上架的药品(可按药品名称首字母检索),空格中输入实际放入药柜的数量,也可以输入"0"。然后点击"确定"按钮完成药品上架。点击"上一屏"按钮继续其他药品上架,或点击"exit"按钮退出。若待上架的药品不在药品列表中,需与Omnicell管理员联系。

(4) PIS中实现药品库存由病房药房向Omnicell柜的转移,操作详见"6.(1)"。

3. 药品下架

(1) 进入"库存"界面,点击"修改药箱"按钮。

(2) 在药柜中选择需要下架药品的位置:若已知药品的位置则直接选择;若不知道药品存放的位置则可以点击"查找物品"按钮,在弹出的药品列表界面中找到想要下架的药品(可以按药品名称的拼音首字母查找),点击药品,根据指示灯的向导选择药品的位置。

(3) 选择好药品后,点击"删除物品"按钮,关上柜门或抽屉,药品下架完成。

(4) PIS中实现药品库存由Omnicell柜向病房药房的转移,操作详见"6.(2)"。

4. 盘点

(1) 进入"库存"界面,点击"循环计数"按钮。

(2) 在药柜中选择需要盘点药品的位置:若已知药品的位置则直接选择;若不知道药品存放的位置则可以点击"查找物品"按钮,在弹出的药品列表界面中找到需要盘点的药品(可以按药品名称的拼音首字母查找),点击药品,根据指示灯的向导选择药品的位置。

(3) 选择好药品后,输入实际盘点的数量,如果盘点数量和药柜账存数量不一致时系统会出现提示框,再次盘点,确认无误后点击"是"完成盘点。

5. 补货　补货前应先在PIS中实现药品库存由病房药房向Omnicell柜的转移,操作详见"6.(1)"。

(1) 正常补货

1) 进入"库存"界面,点击"正常补货"按钮,选择补货订单(请注意补货订单生成的时间并选择最近一次生成的补货订单)。

2) 所有的需要补货药品的指示灯都会点亮,根据指示灯向导选择药品:如果药品在药架上则直接点击按钮;如果药品在带有密封盖的抽屉中则直接掀开盖子;如果药品在可自由调整药格的抽屉中,在抽出抽屉时会弹出该抽屉中需要补货药品的列表,点击相应的药品。选择药品后,根据系统的提示确认当前药品的剩余数量。

3) "实际补货数量"一栏中显示的是系统计算出的补货数量,如果与补货的实际数量不一致,需将其就改成实际补货数量。

4) 按"先入先出"原则补货,即效期较近的药品摆放在药柜外侧。核实补货数量后,需再次点击绿色按钮或关闭盖子/抽屉以确认完成补货操作。

(2) 计划外补货

1) 进入"库存"界面,点击"计划外补货"按钮。

2) 在药品列表中选择需要补货的药品(可以按照药品名称首字母检索),并输入想要临时补货的数量。点击"确定"按钮,继续选择需补货的药品或点击"现在补货"按钮进行补货。

3) 根据指示灯的提示完成计划外补货操作。

6. PIS 中药品的库存转移 药品上、下架及补货操作均会涉及药品库存的转移,即在 PIS 中,需完成药品库存在病房药房和各 Omnicell 自动配药柜之间的转移。

(1) 药品由病房药房发向 Omnicell:在药品上架,正常/计划外补货时,均需在 PIS 中完成药品库存由病房药房向 Omnicell 自动配药柜的转移。

1) 预留单的生成分两种情况:① Omnicell 自动配药柜每天会根据库存情况自动向 PIS 生成补货预留单(即 PIS 中的"创建智能药柜补货预留单",事务代码为 ZOMYL),毒麻药品的预留单一般会被非毒麻药品的预留单覆盖,所以毒麻药品的预留单需手工创建;②手工创建补货预留单(即 PIS 中的"创建预留",事务代码为 ZQLYLWX),选择"移动类型"为"Z65"后进入创建预留单界面,"发货地点"为"2600","接收地点"为对应的卫星药房代码,输入药品数量时一定注意对应的包装单位。

2) 进入 PIS 中的"预留单发药"(事务代码为 ZQLDWX)界面,选择"发出库存地"为"2600","接收库存地"为对应的卫星药房代码,"移动类型"为"Z65",对生成的预留单进行确认并打印出发货单,即完成药品库存的转移。

(2) 药品由 Omnicell 发向病房药房:在药品下架或从自动配药柜中取回药品时,需在 PIS 中完成药品库存由 Omnicell 自动配药柜向病房药房的转移。

1) 进入 PIS 中的"创建预留"界面(事务代码为 ZQLYLWX),选择"移动类型”为“Z66”后进入，“发货地点”为“2600”，“接收地点”为对应的卫星药房代码。在输入药品数量的同时应确认对应的药品批号。

2）进入“预留单发药”界面(事务代码为ZQLDWX),选择“发出库存地”为“2600”，“接收库存地”为对应的卫星药房代码，“移动类型”为“Z66”,对生成的预留单进行确认并打印出发货单,即完成药品库存的转移。

第四章

临床药学服务操作规程

第一节　病房查房操作规程

1. 现已经开展面向内分泌科、感染科、肠外肠内营养科、老年科、急诊科、普内科、ICU 等临床科室的查房工作。

2. 承担查房工作的临床药师，应坚持每日查房，准时到岗。查房应做好相关记录，填写在“查房记录本”中。随医师查房结束后，应对患者的病程做详细了解，并分析患者用药相互作用，并关注药物不良反应的发生情况。

3. 与患者交流时，首先要做自我介绍，说明来意。查房时应详细记录患者用药的前因后果，以及药师提供的信息或对医师的干预采纳情况以及患者对干预的反应。对住院患者应持续关注，必要时可写药历以记录全过程。

4. 对某些药物，药师应向患者及家属进行用药教育，告知药品使用方式方法及注意事项，并确认患者及家属是否正确理解和掌握，必要时还可向护士进行用药教育，如输注时间、部位、不良事件的处理等。

5. 回答医师、护士的问题时，提供的信息首先要求准确，其次要求及时。语言应简单凝练，避免产生歧义。查房时，注意沟通技巧，发现用药不完善的地方不应在患者面前指出，应直接与医师或护士沟通。

第二节　临床会诊操作规程

1. 参与院内病例会诊及病例讨论，应在接到会诊通知后，尽快复习患者病程。可使用医师工作站查询患者用药及生化指标等信息，必要时先到病房查看病历并与主治医师了解患者情况。

2. 针对患者用药,事先应查询相关药物问题。如不良反应、药物-药物相互作用、药物-食物相互作用、药物对实验室检测指标的影响、药物剂量、使用方法等信息。

3. 会诊时,应详细记录各位与会者的发言,并根据所准备材料提供相关药物信息。对新提出的药物问题应检索后及时给出答复。整个会诊过程要详细记录在"会诊记录本"上,如应邀会诊,应在会诊后填写会诊单,签字后置于患者病历中。

第三节 门诊用药咨询操作规程

1. 门诊用药咨询地点为东院区门诊药房咨询窗口。以门诊患者及全院医师和护士为咨询对象,时间为每周一至周五。每日共两个时段,上午8:30~11:30,下午2:00~4:30,每时段由一名药师负责。

2. 咨询药师应按照排班表准时到达咨询窗口,如因故不能参加,应提前与他人换班。临时离开时,应放告知牌说明。咨询人员应保持咨询窗口清洁卫生,用品摆放整齐。咨询电脑内不得存放与工作无关的文件及程序。

3. 咨询要求:向咨询对象提供服务时,应提供及时、准确、合理、公正的药物和治疗信息;认真作好咨询记录,写清记录人、日期、患者信息、咨询的问题及回答的结果,如果需要可留下患者的资料、电话、需求等;回答问题可利用Micromedex、《新编药物学》、《临床用药须知》、《临床现代药物学》、《MIMS》、Google、Baidu等工具。如手边资料无法回答可向临床药学组求助。

4. 回答患者提出的问题时,可向咨询对象发放有关问题的宣传资料,如吸入器的使用、妊娠用药等宣传单。在咨询工作的同时还应熟悉药房调剂工作,掌握药品特征和用法用量。

5. 遇到患者退药、打印处方等与药品调配发放有关的问题,应让其在收方发药窗口解决,咨询窗口仅作咨询之用。如遇纠纷等特殊情况,应联系门诊药房组长解决,不可擅自做决定以避免事态恶化。

第四节 药物信息检索操作规程

1. 临床药学组面向临床医师、护士、药师提供用药咨询,患者用药咨询应到门诊咨询窗口。

2. 接到咨询时应首先明确咨询问题的类型,并记录咨询对象的姓名、联系方式、科室等信息,便于查找问题后的回答。

3. 信息检索应使用权威资料,检索资料可使用临床药学组所藏图书、

Micromedex、Pubmed 等资料。

4. 问题查找得到答案后,应及时联系咨询对象,告知药物信息检索结果。回答务必实事求是、严谨,不应含糊其辞。

5. 解答后及时记录,填写"药物信息检索记录表"。

6. 通过归纳分析药物信息检索,发现需要医师、护士及药师注意的问题,不定期在组内或科里进行交流或讲座。

7. 资料室每月编写《协和药讯》,内容可参考药物信息检索中的共性、集中的问题。

第五节 老年综合门诊与老年病房多科会诊操作规程

1. 老年综合门诊

(1) 老年科临床药师应在每周四下午 1 点 30 分到北配楼七层参加老年综合门诊。

(2) 应提前十分钟到场,对患者既往用药及保健品使用情况进行了解,填写《北京协和医院特需老年综合门诊评估表》(见表 2-4-1)。

(3) 在医师诊治前,药师根据评估表及患者用药情况对患者现用药史进行评估,并对患者问诊,找出相关用药问题。然后对患者进行用药教育,规范患者用药,并对药物治疗相关情况向医师提出建议。

(4) 每次出诊应对典型病例详细记录并分析。

2. 老年病房多科会诊

(1) 老年科临床药师应在每周五上午 10 点 30 分参与老年科病房多科会诊。

(2) 会诊前应复习相关患者病例,并有针对性地查阅相关资料文献。

(3) 会诊时对患者进行问诊,了解疾病发展及真实用药情况。

(4) 参与会诊讨论,对用药相关问题进行发言,语言应言简意赅,避免歧义。

(5) 会诊结束后,应作会诊记录,填写会诊记录单置于病历内,并在药剂科复印留档。

表 2-4-1　北京协和医院特需老年综合门诊评估表

评估日期:　　　　　　评估人:　　　　　　病案号:　　　　　　姓名:

北京协和医院特需老年综合门诊评估表

性别:　　　民族:　　　职业:　　　文化程度:　　　出生日期:　　　年龄:

慢性病史:高血压 ____ 年,BPmax_____mmHg,目前 BP______mmHg;

糖尿病 ____ 年,HbAlc_________;高脂血症 ____ 年,近期血脂 _________

冠心病 ____ 年,心绞痛 ____,心梗 ____,活动耐力:__________

脑梗死 ____ 年,有　无　后遗症:____

□ COPD　□哮喘　□肝病　□胃溃疡　□胰腺炎　□ CKD,CCR___ml/min　□骨质疏松

□骨性关节炎　□前列腺肥大

其他 ____

手术史及药敏史:______________________________________

用药记录　　　　　　　　　　　　评估日期:

药品名称(商品名和通用名)	用法用量	开始用药时间	停止用药时间	患者对疗效评价	服药顺应性	不良反应
药师建议及用药指导:						

第五章

自制制剂操作规程

第一节 制剂生产工艺操作规程

1. 液体制剂生产工艺操作规程(工艺流程见图 2-5-1) 适用于溶液剂、合剂、滴鼻剂、滴耳剂、搽剂、酊(酯)剂、洗剂。

(1) 溶解法为溶液剂的主要制备方法,适用于较稳定的化学药物。基本流程为:药物称量→溶解→滤过→质检→分装→贴签。

(2) 一般先取处方总量的 1/2~3/4 溶剂溶解固体药物。

(3) 先溶溶解度较小的药物或附加剂。

(4) 必要时,固体药物可粉碎或加热助溶,难溶性药物可加助溶剂。

(5) 溶液剂一般应全量过滤;初滤液应回滤,如是浓溶液过滤,则应用溶剂冲洗滤材所吸附的药物并入滤液中;过滤完成后自滤器上添加溶剂至足量。

(6) 处方中如有甘油等黏稠性液体时,应在量器中加水适量稀释后再转移,以防损失。

(7) 配制非水溶剂的制剂时,所用器具必须干燥,以免制剂遇水变浑浊。

(8) 如为混悬型洗剂,则将药物过 100 目筛,在搅拌下均匀分散于溶剂中,或先加助悬剂使其分散,再搅匀即可,需在搅拌下分装。

(9) 大多数药物的水溶液易染菌变质,宜添加处方规定量的防腐剂。

(10) 必要时可加着色剂和矫味剂。

(11) 配制完成送检,合格后分装、贴标签,完成后按操作规程洗刷器具。

(12) 再移至喷码间,打印批号和效期,送成品库待验区,待菌检结果合格后方可发放临床使用。

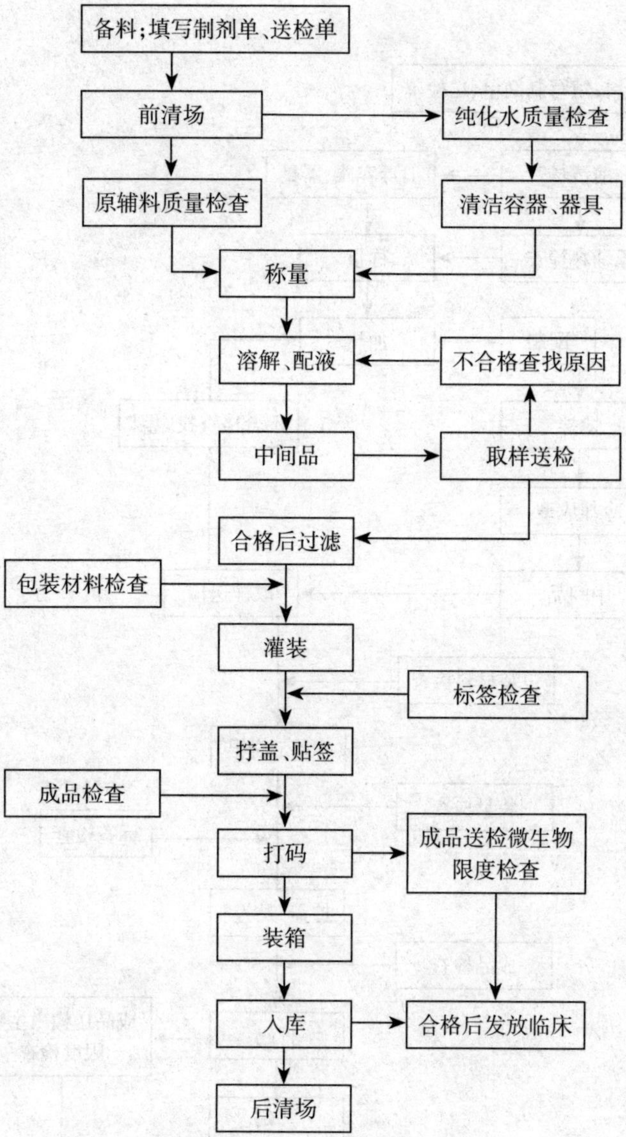

图 2-5-1　液体制剂生产工艺流程

2. 固体制剂生产工艺操作规程(工艺流程见图 2-5-2)　适用于软膏剂和霜剂。

(1) 研磨法

1) 将药物研细过 100 目筛,混匀。

2) 加入适量基质研磨成细腻糊状,再逐渐递加其余的基质,研匀即可。

3) 如为大量生产,用滚筒研磨机。

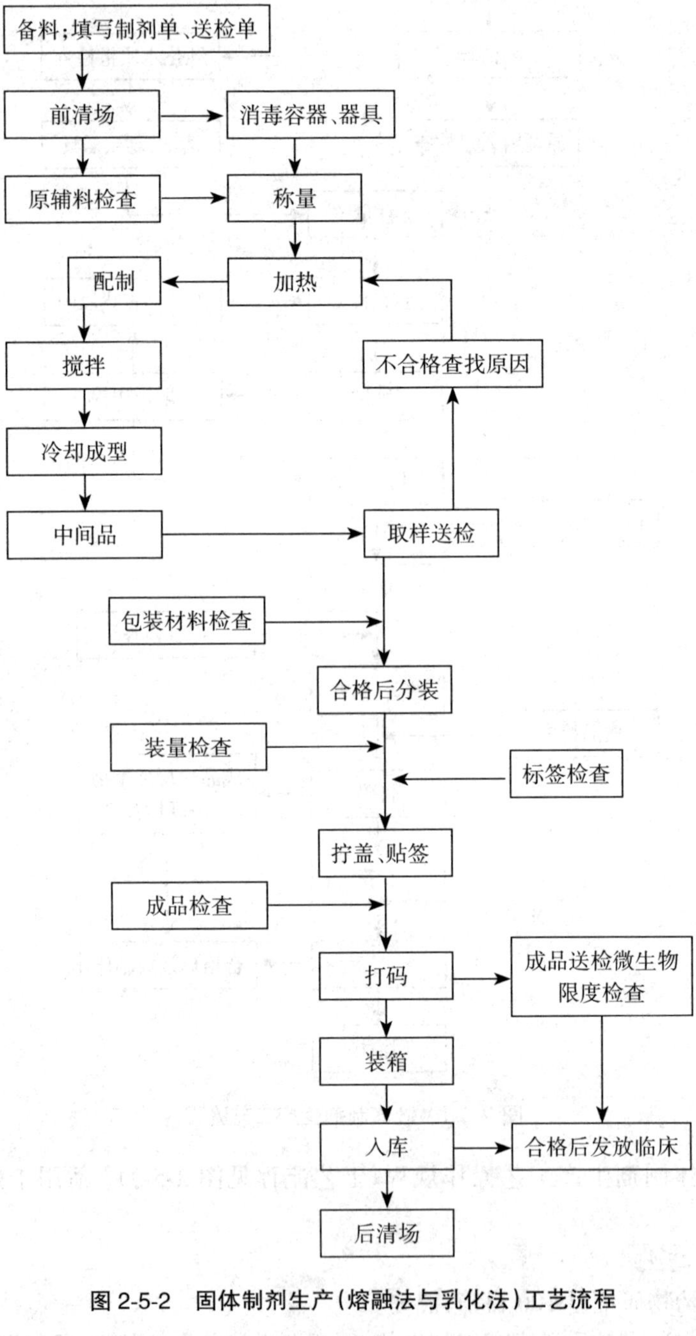

图 2-5-2 固体制剂生产(熔融法与乳化法)工艺流程

⑵ 熔融法

1）常温下基质不能熔融混匀的选用此法。

2）将药物研细过 100 目筛。

3）将凡士林熔化后，搅拌冷却至 40~50℃，加入药物，搅匀至冷凝，即可。

4）熔融操作时，先熔化熔点高的，再加熔点低的，最后加液体成分，避免分解。

5）在熔融冷却过程中，不要停止搅拌，以使基质分散均匀。不宜用冷水降温，避免因冷凝过快而使分散不均匀。

6）挥发性药物应在基质温度为 40℃以下时加入。

7）石蜡和液状石蜡可用来调节基质软硬度，但使用时要注意不能随意增减油相比例量。

⑶ 乳化法

1）先将水相、油相物料分别称好，置同一容器中加热至 75~80℃，高速乳化机搅拌成乳，冷却至 40~50℃（用软膏刀蘸取，适量挂壁）即可。

2）如需加入药物，则在乳化完成时即可加入，搅匀至冷凝即得。

⑷ 软膏剂和乳膏剂由药检室取样检验，从容器的不同位置取样，以考察检测药物的分布，使取样具有代表性。

⑸ 检验合格后根据需要采用不同设备分装。为保证装量，需用电子秤称重。软膏剂和乳膏剂通常在制备当日分装前按预计生产量的 95% 所需包装盒，在瓶盖上贴签备用，分装时如包装盒不足，再临时贴签。

⑹ 分装清场后移至喷码间打印批号和效期，清点数量，送成品库。

3. 外用散剂生产工艺操作规程（工艺流程见图 2-5-3）

⑴ 粉碎与过筛：制备散剂用的固体原料，除细度已达到《中国药典》要求者外，均需粉碎。根据药物性质、给药方法和医疗要求选择粉碎后过 100~120 目筛。

⑵ 混合

1）过筛混合法：将粉碎好的原料，经过反复过筛使之混合均匀，然后将易溶的固体原料用适量的溶剂溶解后，撒入混合均匀的粉剂，再充分过筛使之分散均匀即可。

2）等量递加混合法：对于组分比重相差悬殊药物的混合，质轻者先加；对于含有不同色泽的组分混合时，色深者先加，并采用"等量递加"原则进行。

⑶ 包装与贮存：配制好的散剂，送检合格后，经称量装入包装材料内保存。

⑷ 操作必须全程佩戴一次性手套。

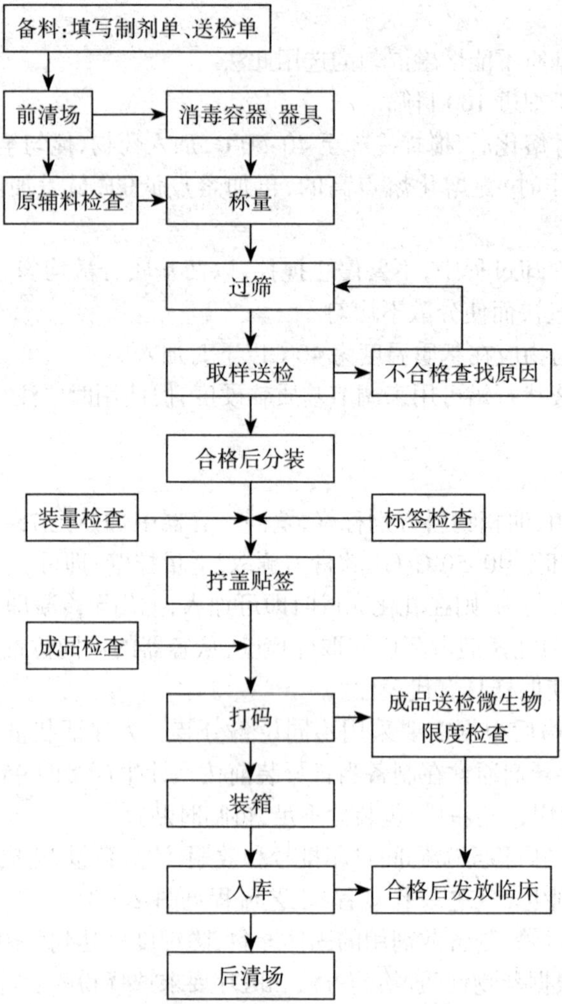

图 2-5-3 外用散剂生产工艺流程

4. 注射剂生产工艺操作规程(工艺流程见图 2-5-4)

(1) 配制用具依次用常水、纯化水和注射用水冲洗干净。

(2) 注射剂多用注射用水为溶剂。注射用水经检验合格后方可使用。

(3) 配制在万级洁净室中进行。依据药物的溶解性,选用适宜的溶剂溶解。

(4) 根据所配制剂品种,选择适宜的过滤方法对药液进行过滤。使用的微孔滤膜孔径为 0.45~0.8 微米。如为不能消毒灭菌的药物,则采用 0.22 微米的微孔滤膜进行过滤。滤膜的材质依据溶剂性质不同选用水系或有机系。

(5) 送检化验合格后再分装。

(6) 安瓿按“安瓿处理标准操作规程”处理后使用。

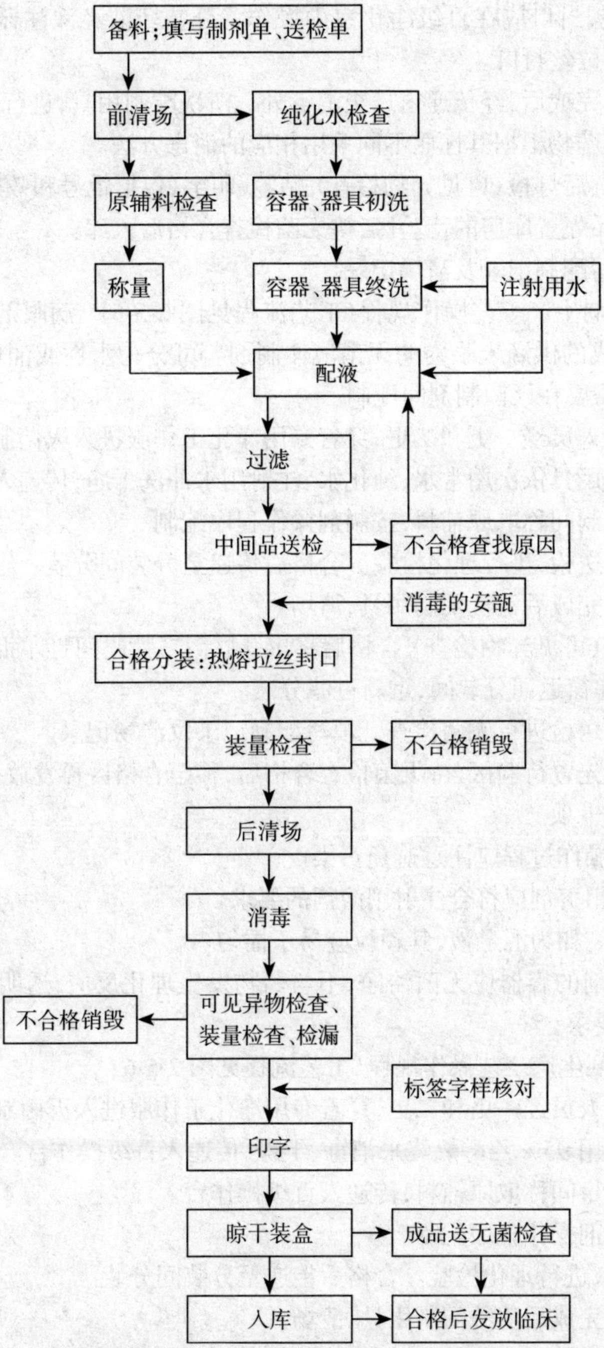

图 2-5-4　小容量注射剂生产工艺流程

(7) 分装、封口应在百级净化室中操作。分装药液经灌注器装入已消毒过的安瓿中，并拉丝封口。

(8) 操作完成后，经传递窗送至消毒处。清洗配制用具，进行清场。

(9) 不同药物根据其性质不同采用相应的消毒方法。

(10) 消毒后灯检(可见异物检查)，贴签、印字(包括批号和效期)。

(11) 成品先置库房的待验区，待无菌检查合格后入库。

(12) 填写配制记录及清场记录。

5. 滴眼剂生产工艺操作规程(工艺流程见图 2-5-5) 滴眼剂是指由药物与适宜辅料制成的供滴入眼内的无菌液体制剂。可分为水性或油性溶液、混悬液和乳状液。需要在灭菌制剂间配制。

(1) 操作人员经一更和二更，穿着专用净化工作服进入灭菌制剂间。

(2) 配制用具依次用常水、纯化水、注射用水冲洗干净，传递入操作间。

(3) 在配制间称取原辅料，按制剂操作程序配制。

(4) 药液送检，进行理化检验。合格后传递至分装间分装。

(5) 操作完成后清洗配制用具，清场。

(6) 灯检(可见异物检查)，合格后移出，贴标签，喷码间打印批号和效期。不合格者由传递窗返回分装间，重新过滤分装。

(7) 成品送检进行无菌检查。填写配制记录及清场记录。

(8) 成品先置待验区，待无菌检查合格后，移至合格区再发放。

(9) 注意事项

1) 整个操作过程应注意避免污染。

2) 配制用溶剂应符合注射用溶剂的要求。

3) 滴眼剂如为混悬液，其颗粒应易于摇匀。

4) 滴眼剂的容器应无菌洁净，不与药物发生理化反应，透明度应满足可见异物检查的要求。

6. 眼膏剂生产工艺操作规程(工艺流程见图 2-5-6)

(1) 操作人员经一更和二更，穿着专用净化工作服进入灭菌制剂室。

(2) 乳钵用 95% 乙醇燃烧来消毒、干燥，传递入百级操作台。

(3) 在称量间称取原辅料，传递入百级操作台。

(4) 按制剂操作程序配制。

(5) 送检，进行理化检验。合格后传递至分装间分装。

(6) 操作完成后清洗配制用具，清场。

(7) 合格后移出净化间，贴标签，喷码间打印批号和效期。

(8) 成品送检，进行无菌检查。填写配制记录及清场记录。

(9) 成品先置待验区，待无菌检查合格后，移至合格区再发放。

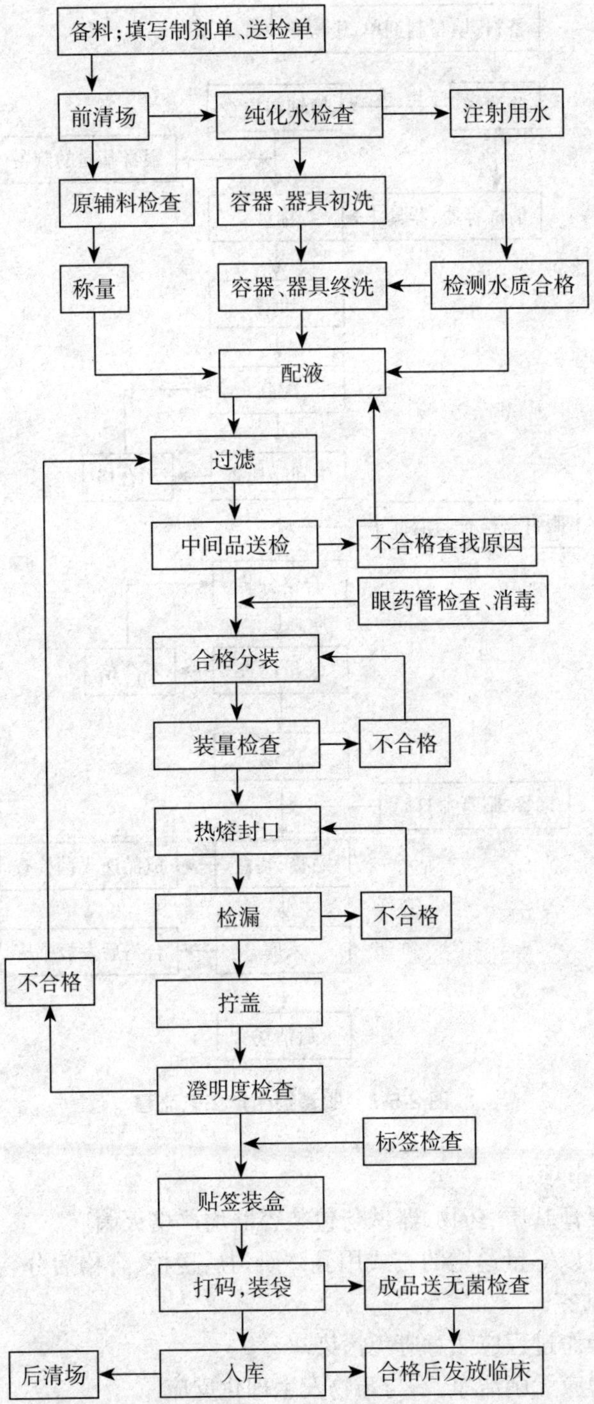

图 2-5-5　滴眼剂生产工艺流程

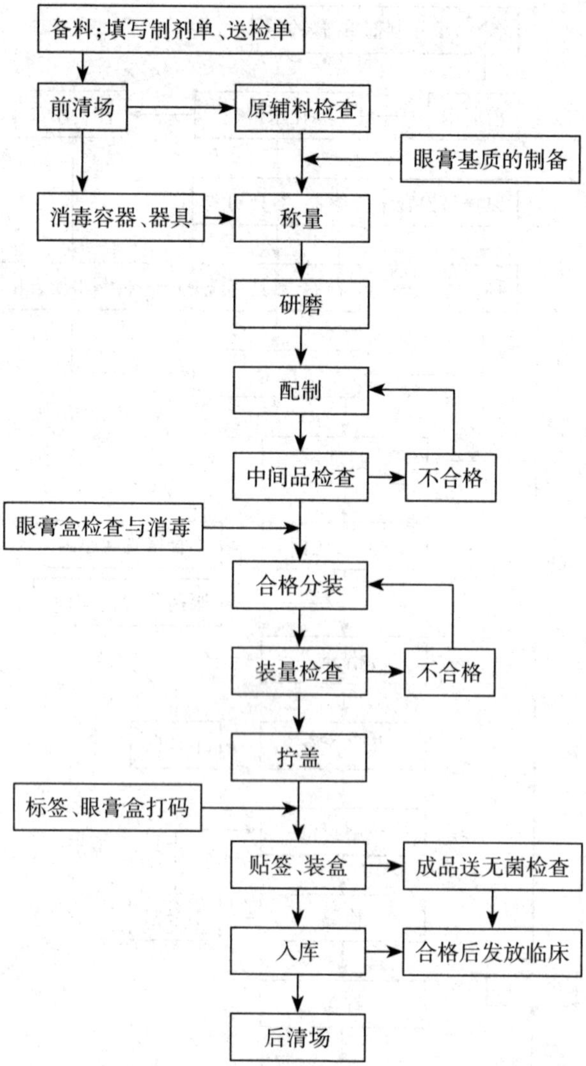

图 2-5-6 眼膏剂生产工艺流程

(10) 注意事项

1) 所用眼膏基质、药物、器械与包装容器均严格灭菌。

2) 配制时以等量递增的方式用乳钵研匀后送检,合格后分装在无菌眼药盒内,再印字或贴签。

3) 整个操作过程应注意避免污染。

4) 眼膏盒应无菌洁净,不与药物发生理化反应。

第二节　制剂配制基本操作规程

1. 称量操作规程

(1) 称重操作规程

1) 注意天平远离震动源,并防止气流干扰。天平放置台面应为水平,有合适的高度与宽度。电子天平用电源要求相对稳定,电压变化要小或配备稳压电源。

2) 根据称取物质的量和称量精度的要求,选择适宜级别的天平。

3) 使用天平前要检查天平是否处于正常可用状态。

4) 毒、麻、精神药品应选用感量小的天平。

5) 称量药品前,将天平放在平稳的台上,调整零点。

6) 用托盘天平称量药品时,砝码放在右盘,药品放在左盘,药品与砝码均应放置于盘的中心,以避免误差。

7) 称重操作有减重法和增重法两种,一般需称取准确重量药品时,常采用增重法。

8) 药物称量时须在盘上垫张称量纸。在称量吸湿性、挥发性、腐蚀性或液体药品时,应将其置于表面皿或烧杯中,切勿将药品直接放于天平托盘上,以免损坏天平。称量完毕,将所称物品及时带离天平,砝码立即放回砝码盒内。如是机械天平则将天平处于休止状态,以保护刀口;如是电子天平则及时关闭开关。

9) 天平应按计量部门规定定期校验(由医学工程室联系东城区计量监测部门校验),注意保存校验记录。

(2) 液体量取操作规程

1) 用量杯或量筒量取液体时,应左手持量器和瓶盖,右手取药瓶,并将瓶签朝上,以免瓶口药液下流浸污瓶签。操作中要尽量做到瓶盖不离手,且取用后立即盖回原瓶。

2) 量取时,应按所需液量,选用适当量器,一般不少于量器总量的1/3为准。

3) 量取时应使量器垂直并使液面与视线成水平,读数时透明液体以凹面取低处为准;不透明的液体或暗褐色液体,则以表面为准。

4) 药液注入量器时,应将瓶口紧靠量器边缘,沿其内壁缓缓注入,以防药液溅溢至量器外。如注入过量,其多余药液不得倒回原瓶。

5) 注意温度,如温度变化较大时,可能引起偏差,特别应避免量取过热的液体,以免玻璃器皿受热不均而破裂。

6) 在量取黏稠性液体时,不论在注入或倾出时,均须以充分时间使其按刻度流尽,以保证准确度。

7）自制量器及配药桶刻度须经校验后，方能使用。

2. 过筛操作规程　过筛是指将粉碎后的粗粉与细粉分离的操作过程。

(1) 根据药物的性质、颗粒的大小来选择不同种类、不同目数的筛网。

(2) 过筛前，将筛网、台面擦（或洗）净备用。

(3) 戴好帽子、口罩、手套，必要时穿隔离衣。

(4) 药筛内的药粉不宜太多，必须留有足够的余地，但注意粉层太薄又会影响过筛的效率，以药筛容积的1/2装量为宜。

(5) 带有特殊性质的药粉过筛前应做一定的预处理，如烘干等。

(6) 过筛分离完成后洗净筛网，晾干后放回原位，清场。

3. 过滤操作规程　根据所配制剂的用途及性质采取不同的过滤方法。

(1) 滤纸法：本法适用于配制量较少的一般溶液型滴眼剂。先将滤纸放置在用注射用水冲洗后的滤器上，采用自然过滤或减压过滤法。用注射用水将滤纸冲洗3遍，以除去滤纸上的浮毛，然后即可过滤药液。

(2) 微孔滤膜法：本法适用于注射剂及不适合灭菌的溶液型滴眼剂。可采用减压抽滤法。将微孔滤膜在注射用水中浸泡24h，使用前以80℃左右煮15min，然后装在滤器上，用注射用水冲洗3遍后，即可使用。

(3) 多层纱布或棉花过滤法：对于内服及外用的溶液剂，一般采用此种过滤法。

4. 安瓿处理操作规程

(1) 将安瓿倒置于盆中，加纯化水至完全浸没安瓿。

(2) 放入高压锅115℃、30min消毒。

(3) 甩出安瓿中的纯化水，再用滤过的纯化水冲洗3遍，之后倒置不锈钢盅中，密闭。

(4) 置高压锅中115℃、30min消毒并烘干2h备用。

(5) 所购安瓿应符合国家有关标准。

5. 玻璃、搪瓷器皿的处理

(1) 洗刷法

1）用肥皂粉溶液或洗涤液洗刷，至常水洗净后器壁不挂水珠为止。

2）用注射用水冲洗三遍，即可使用。

(2) 过酸法

1）用过的各种容器、物品必须洗刷干净，用时提前用清洗液（配制方法见8.）浸泡。

2）取出后用常水反复冲净洗液，用注射用水冲洗三遍，即可。

6. 微孔滤膜处理操作规程

(1) 使用前一天将微孔薄膜浸泡在纯化水中24h。

(2) 次日以 80℃左右煮 15min。如超过 100℃时，微孔薄膜卷起，发脆、变硬，易破损。

(3) 装在滤器上用注射用水减压抽滤冲洗(2 万 ~3 万 ml)，即可使用。

7. 新不锈钢配料桶处理操作规程

(1) 使用方法

1) 首先用 3%Na_2CO_3 溶液进行加热并刷洗干净。

2) 用温水冲洗至无碱性。

3) 最后用新制注射用水冲至无 Cl^- 反应，即可使用。

(2) 使用注意事项

1) 桶内无药液时，切勿开动搅拌器，以免搅拌棒弯曲变形或发生工伤事故。

2) 电动搅拌器应顺时针方向转动，不得反转之，以免搅拌棒脱落。

3) 在清洗配料桶时，切勿将水溅在电动机上，以免漏电。

8. 清洗液的配制规程

(1) 配制处方：重铬酸钾(或钠)　2000g

常水　1000ml

浓硫酸(工业)加至 20 000ml

(2) 制法：重铬酸盐结晶或粉末置于完整的搪瓷器皿中加水适量溶解(必要时加热)，缓缓加入吸水的浓硫酸(94~96g/100g)，边加边搅拌至足量，加至约 1.2 万 ml 时重铬酸盐即完全溶解。颜色由棕红色变为棕黑色时，速度可加快直至加足为止。

(3) 说明

1) 本品具强氧化作用，重铬酸盐与浓硫酸相遇所产生的有强氧化作用的酐为去污的主要活性物质。浓硫酸为含氧酸，高浓度时具氧化作用，加热时更为显著。

2) $K_2Cr_2O_7 + H_2SO_4(\text{浓}) \rightarrow H_2Cr_2O_7 + K_2SO_4$

$$H_2Cr_2O_7 \rightarrow 2CrO_3 + H_2O$$

$$2CrO_3 \rightarrow Cr_2O_3 + 3[O]$$

$H_2SO_4(\text{加热}) \rightarrow H_2O + SO_2 + [O]$

$K_2Cr_2O_7 + 3SO_2 + H_2SO_4 \rightarrow Cr_2(SO_4)_3 + K_2SO_4 + H_2O$

3) 由于浓硫酸具强腐蚀性及吸水性，故可去除器壁上附着的污物、油腻，并能杀死微生物和破坏热原，故在浸泡之后必须将容器上的肥皂水洗净，否则析出的脂肪酸会污染容器。

4) 当清洗液的酸浓度降至 85% 以下时(或色泽由棕红变为绿色)，由于氧化能力减弱，去污力大为下降，不宜继续使用。

第三节 制剂室设备操作规程

一、DRO-IE0500型纯化水制备系统操作规程

1. 本系统为全自动系统，设定每星期一至星期六8点自动开机，每星期一至星期五12点、每周六10点自动关机。

2. 正常工作日，每日开机后半小时测水质，随时观察并记录产水电阻、电导率及各压力流量、浓度。

3. 每星期将水送检一次，周一手动开启软化器进行反洗。

4. 如电阻率低于100万 Ω/cm^2，须更换混床树脂。

5. 如采用手动运行，将各开关指向手动。在手动运行中，不能离开岗位。

6. 系统每3个月消毒1次，按清洁消毒规程进行。

7. 每日关机后必须打扫室内卫生，关闭门窗。

8. 每次停机不得超过48h（已改自动执行）。

9. 在自动设置期间，不得关闭总电源。

10. 开机后如发现异常，立即停机，并报告制剂室负责人共同查找原因。本部门无法解决的，再联系厂家工程人员处理。

11. 本系统已将活性炭及软化器上多通阀的时间分别设置为每星期二、星期三的凌晨2点开始进行多介质过滤器的反洗、活性炭过滤器的反洗及软化器的反洗与再生。

12. 随时观察软化器水箱中氯化钠的量（1/3~2/3），如缺少，应随时进行补充。

13. 每月定期对纯化水硬度进行检测，并记录结果，当硬度大于17.8mg/L时应立即对软化器进行再生。

14. 本系统由熟悉系统的专业人员负责日常操作。

二、水系统清洁消毒规程

1. 纯化水输水管要保持清洁。连接处要紧密无滴漏，硅胶垫要平整光滑无裂隙，节阀要密闭有效。

2. 输水管道用4%~5%氢氧化钠溶液和75%乙醇每三个月交替清洗消毒一次。

3. 中转水箱的清洁规程：每三个月清洗一次，用消毒液（洗消净）1∶200刷洗中转水箱3遍，用新制纯化水冲洗干净，再冲洗2~3遍后，方可使用。

4. 纯化水中转水箱及管道的清洁消毒规程：首先放空管道的水，然后在中转水箱内配好4%~5%氢氧化钠溶液或75%乙醇。打开阀门，在管道出口处有

清洗液体流出时，关闭出口阀门，浸泡 30min 后，将管内液体放净，用新制纯化水反复冲洗管道至 pH 为 7，再冲洗 3~5min 后，将流出的水送检。合格后方可正常使用。

5. 注射用水输水管道的消毒与纯化水管道的消毒同步同法进行。

三、制药用水异常情况处理程序

1. 发现制水设备出现故障时，制水中心工作人员应立即向制剂室负责人汇报情况，并在半小时内将水样送药检室做加急检验，同时通知制剂生产暂停用水。

2. 药检室工作人员应在收到水样后 2h 内完成检验，根据《中国药典》判定水质是否符合规定，并及时将检验结果反馈给制剂室。若不符合规定，应报告主管科主任，经制剂质量管理组织研究讨论后，于 4h 内作出是否停用的决定。

3. 药检室人员在定期常规检查中发现水质不符合要求时，应及时将检验结果反馈给制剂室，并立即向科主任汇报检验结果，经制剂质量管理组织研究讨论后，作出是否停用的决定。

4. 以上情况均要有明确的记录及签字备查。

四、纯化水设备再验证程序

1. 一级反渗透制水装置的再验证

(1) 验证对象：一级反渗透制水装置。

(2) 验证程序

1) 验证水源保安过滤器是否正常有效。

方法：打开保安过滤器，查看滤芯有无老化破损，并确认是否正确安装。

2) 验证树脂罐控制仪表正常有效。

方法：变压器正常有效(万用表测正常电阻值)；计时器正常运转(观察计时器在运转)；七日定时器运转正常。

3) 验证活性炭罐控制仪表运转正常。

方法：变压器正常有效(万用表测正常电阻值)；计时器正常运转(观察计时器在运转)。

(3) 运转：按设备操作规程启动设备，设备正常运转，出水正常。

(4) 水质验证：目的是确认原水水质。

1) 用原水将容器冲洗 3 遍后，取水样，用 TDS 笔测水质，记录数值。

2) 用一级反渗透储罐内的水将容器冲洗 3 遍后，取水样，用 TDS 笔测定水质并记录数值。脱盐率应达到 98%。

3) 验证时间：启用后的前 2 个月，每月第一周的周一、三、五早 8:00 进行验证，如结果正常，此后定期按《中国药典》检测水质，以保证用水质量。

2. 二级反渗透制水装置再验证

(1) 验证对象：二级反渗透制水装置。

(2) 验证程序

1) 确认一级反渗透储罐内原料水充足：打开输入管路开关给二级反渗透装置供水，按设备操作规程启动二级反渗透装置，观察电导率监测仪，待电导率达到≤5μS/cm 时开始调整氢氧化钠溶液储罐上的计量泵，使二级反渗透出水电导率逐渐降至 <2μS/cm 以下，开始储水。

2) 用二级反渗透水将灭菌后的输液瓶及瓶塞冲洗 3 遍后，取水样做好标识，填写送检单，送药检室按《中国药典》规定项下检验，待检验完成，保留报告单备查。

五、空气净化系统定期检查与保养管理程序

1. 净化装置系统的管理

(1) 初效过滤器：每日监测初、中效过滤器压差及净化间外的压差表，当超过初始压差的两倍(120~150Pa)或净化间外的压差< 10Pa 时，需联系医院技术人员清洗。必要时进行更换。

(2) 当初效、中效过滤器完成清洗或更换后，净化间外的压差仍 <10Pa 时，则需考虑更换高效过滤器：并需通知厂家技术人员进行更换。

(3) 洁净室内回风系统、排风系统的过滤器：定期由厂家进行清洁，保持清洁通畅。

(4) 应特别注意，溃疡油配制专用房间为全直排方式，相对外用间是负压状态，称量间配有排风箱(采用部分排风方式)，该房间也处于负压状态，需不定期联系厂家进行清洗室外机组初、中效滤器，并视情况决定是否更换。

2. 空调净化系统由厂家技术人员不定期进行清洁、维护、保养并认真填写记录。

3. 空调净化系统运行性能的管理

(1) 洁净室的监测管理

1) 每日记录洁净室压差。

2) 每日记录洁净室内的温度、湿度。

3) 洁净室的洁净度监测：每 3~4 个月进行一次尘埃粒子数和沉降菌检测，填写记录文档保存备查。

4) 对异常情况及时上报制剂室负责人，必要时通知厂家技术人员进行处理。

(2) 空调净化系统的监测管理：由厂家不定期对系统送、排风量及高效过滤器进行检查。

六、净化空调(HVAC)系统臭氧消毒器操作规程

1. 正常工作条件

(1) 电源电压:220V ± 22V,50Hz ± 1Hz。

(2) 环境温度:5~40℃。

(3) 相对湿度:45%~70%。

2. 消毒频次:每 3~4 个月对洁净区进行一次消毒,消毒时间为 15min。

3. 消毒方法

(1) 接通电源,接好地线,设置漏电保护装置。

(2) 关闭 100% 的新风进口,关闭所有回风排放阀门及加热、加湿功能,使整个消毒空间有臭氧通过,且使 HVAC 系统的风道形成内循环状态。

(3) 次日上班前 1 小时,开启臭氧消毒机,将自动定时系统设置为 0.5h。

(4) 0.5h 后臭氧消毒机自动关闭,开启新风进口,HVAC 系统在正常使用状态。

4. 注意事项

(1) 控制柜电源必须接在净化空调机组的控制电源输出端,与风机形成电气联锁,以确保在净化空调机组通风工作时,才能开启机器。

(2) 检查控制柜各指示表,如与额定指标有较大出入,则应停机检查。

(3) 机器已安装在空调柜中。

(4) 当使用本机消毒杀菌时,人员应离开消毒场所。停机 30min 后方可进入。

(5) 本机消毒时,请勿与其他消毒剂共用,以免降低氧原子浓度,影响消毒杀菌功效。

七、电子秤操作规程

1. 将电源插头接在 220V 电源上,打开开关。

2. 放上称量盘,调零。

3. 称重后,将称量物及时取下,不要长时间放置在秤上。

4. 操作完毕,关掉开关,切断电源,清洁电子秤。

5. 注意事项

(1) 若超载显示“[　　]”;若欠载显示“[—]”。

(2) 平时不要在秤上放置东西。

八、高速粉碎机操作规程

1. 使用前检查设备状态,状态正常方可使用。

2. 清洁机器。

3. 先将集粉袋系上，要系结实。

4. 本机接入380V电源，先合总闸，再合分闸（北边）。

5. 将待粉碎的固体倒入进料口，打开机器开关，一边均匀送料，一边粉碎，同时打开排风扇。

6. 用完后，依次关闭机器开关、分闸、总闸、排风扇，盖好机器罩，并清场。

九、电动搅拌器操作规程

本机接入220V电源，需用稳压器控制，主要用于软膏、霜剂及洗剂等制剂制备过程中的搅拌。

1. 使用前检查设备状态，状态正常方可使用。

2. 安装好机器，将电源插好。

3. 检查转速调节钮是否在“0”点（向顺时针方向到头）。

4. 依次打开交流稳压器和搅拌器的电源开关。

5. 将转速调节钮调到所需转速，搅拌过程中应巡视观察。

6. 用毕，先将转速调节钮转至“0”点，再依次关闭搅拌器电源及交流稳压净化电源。

7. 切断电源，检查无误清场后，方可离开。

十、不锈钢软膏热熔罐操作规程

此罐为高压夹层容器，使用时不得超过0.1MPa（1个大气压），夹层中进热蒸汽，使药物熔化。

1. 使用前检查设备状态，处于正常时方可使用。

2. 对内容器进行清洁后，方可使用。

3. 将配料放入罐内。

4. 打开热蒸汽开关。注意：末端开关控制压力表指针不能超过0.1MPa。

5. 罐内制剂达到温度后（70~80℃），关闭热蒸汽开关即可。

6. 操作完成后进行清洁备用。

十一、电动软膏定量分装机操作规程

本机用于分装软膏，如膏体过硬，可加装加温装置。

1. 使用前检查设备状态，状态正常方可使用。

2. 用75%乙醇清洁消毒所有配件。

3. 安装机器，插好电源（220V）。

4. 调节所需分装软膏量。

5. 按启动钮进行分装。

6. 关闭时按停止钮，断开电源。

7. 拆卸配件清洁后，晾干备用。

十二、超声波全自动灌装封口机操作规程

本机用于软管包装的膏体的灌装、封口及打压批号。

1. 使用前检查设备状态，状态正常方可使用。

2. 调好转盘高度、出料口倾斜度。

3. 打开空压机开关、超声波发生器开关。

4. 打开转位、灌装、封口、切尾、超声开关。

5. 放入物料，插好软管，试运行，调整封口、超声时间。

6. 试运行调整好后，继续灌装、切尾、压批号。

7. 操作完毕后，关闭上述开关，切断电源。

8. 检查无误清场后方可离开。

十三、真空泵操作规程

1. 使用前先将橡胶管接在负压接口上，并连接缓冲瓶，以防抽出物（如水、有机溶剂等）进入泵内。

2. 接上电源，检查运转情况，正常之后再使用。

3. 检查油门是否有漏油现象，油量应在观察窗的 2/3 处。

4. 用完后立即拔下插销。

5. 每年检修一次。

6. 使用时不得离开岗位。

7. 发出异常声音或使用出现故障时应立即停用，并通知部门负责人和维修人员。

十四、不锈钢远红外消毒烘箱操作规程

用于烘烤消毒玻璃容器等，接入 380V 电源，注意接好地线，并保持地面干燥。

1. 用前检查设备状态，状态正常方可使用。

2. 将待消毒的瓶子等放好，关好门。

3. 检查电源插头、地线，合电闸。

4. 调节温度旋钮至 120℃，打开开关。

5. 达到设定温度时，设定定时器 30min。

6. 定时器的报警器响，将定时钮逆时针转至“0”点即可。

7. 关闭电闸。

8. 待温度完全降下来后（一般需 4h），再开门取物。

9. 操作完成后切断电源，检查电源插头、地线，拉下电闸后方可离开。

十五、机动门安瓿灭菌器操作规程

1. 使用前准备工作

(1) 启动压缩机，使压力上升至需要值，然后打开压缩气阀。

(2) 将蒸汽管道内的冷凝水排放干净，然后打开与灭菌器连接的蒸汽源开关，并检查其压力是否达到 0.3~0.5MPa。

(3) 清洗水源阀门开关，为程序运行做准备(对口服液等有色针剂不使用色水)。

(4) 打开真空泵水源阀门，并检查水源压力是否达到 0.15~0.3MPa。

(5) 接通动力电源和控制电源。

2. 灭菌程序操作

(1) 打开密封门，将装载灭菌物品的内车推入灭菌室内。

(2) 关闭密封门，选择灭菌程序，设置灭菌参数，确认灭菌参数无须修改后，启动灭菌程序。

(3) 灭菌过程中，操作人员应巡视观察设备的运行状况，如有异常及时处理。

(4) 灭菌结束后室内压力回零时，方可打开密封门，取出灭菌物品。

(5) 灭菌物品从车内取出后，应仔细检查、放置到规定处，并做好记录。

3. 灭菌完成后的操作程序

(1) 切断设备控制电源和动力电源。

(2) 关闭蒸汽源、供水阀门及压缩空气阀门。

(3) 擦洗灭菌内室、密封门板及消毒车、消毒盒。

(4) 定期拆洗室内喷淋盘、过滤网，管路上的过滤器，不定期清理保养输水阀。

(5) 将门关上，但不要压紧密封胶条。

十六、立式压力蒸汽灭菌器标准操作规程

1. 取出消毒桶，将压力锅内清洗干净，在容器中加水至最高水位，应注意当水位低于最低水位时，再继续使用会损坏电热管。

2. 将消毒桶放于锅内，将欲消毒物品放入消毒桶内，应注意留有空间，以利蒸汽渗透，确保消毒灭菌质量。

3. 将容器盖轻轻关合，随后将八个环头螺栓逐个向上翻至垂直，并略旋紧，最后用扳手将环头螺母逐对旋紧，使容器盖与容器体密合，以不漏汽为准。

4. 加热操作程序

(1) 将放气阀手柄置于放汽位置(呈竖直状态)，再开启过载漏电保护器。

(2) 开启三个 1.5kW 开关,通电后指示灯亮,待有较急速蒸汽从放气阀喷出时,即关闭放器阀手柄,随着加热继续进行,压力表指针会指出容器内的蒸汽压力,当蒸汽压力达到额定工作蒸汽压力时,关闭三个 1.5kW 加热开关。

(3) 将压力控制旋钮调节到所需压力位置,定时旋钮顺时针拨至超过实际需要保温时间 10min,然后拨至指定消毒时间。

(4) 开启定时计时开关,开关指示灯亮,即进入恒温恒压状态。期间增压或保压指示灯会忽亮忽暗(以示在自动进行恒温恒压),当达到消毒时间,加热电源会自动关闭并发出报讯,消毒终止指示灯亮,然后关闭定时计时开关,消毒工作完毕。

(5) 消毒终止后待压力表指针回零,扳起放汽阀手柄再开启容器盖。切勿在消毒终止后立即排汽,若消毒物品是液态或玻璃容器,由于急速排汽会引起沸腾的溶液溢出容器,甚至爆裂。

5. 建立消毒登记本,每次消毒后应认真填写。

6. 消毒结束后及时清场,并做好清洁工作。

注意:低压消毒时,将放汽阀手柄置于放汽位置,即可。

十七、消毒灭菌器再验证程序

1. 验证时间　初装完毕进行验证后定期再验证。

2. 验证方法　将留点温度计放置在灭菌器内,上层中央 1 支,四角各 1 支,灭菌器设置温度为 105℃后启动灭菌器,确认温度恒定后取出温度计,读数记录。而后将留点温度计分别放置在锅内中层 5 个点、下层 5 个点共测定 3 次,读数按温度计放置记录。将灭菌器设定为 115℃,同上操作 3 次,分别读数记录。

3. 判定标准　105 ± 2℃,115 ± 2℃。

4. 灭菌效能确认　将任一需灭菌的成品制剂 6 瓶,分上、中、下 3 层,放置灭菌锅内,按灭菌锅操作规程进行全程操作,取出成品后,填写送检单,并送药检室作培养检验。

5. 灭菌效能确认标准　符合《中国药典》有关规定。

十八、高解像喷墨编码机操作规程

1. 本机用于喷打药品生产批号和有效期。

(1) 将电源插好,取下喷头保护盖,用清洗剂清洗喷头,然后轻轻挤压墨盒至流出墨水。

(2) 打开喷码机电源开关,修改喷印信息,按确认键确认。

(3) 打开传送带开关,再按下开始喷印键,试运行,调节传送带速度和字宽,试运行调整好后,即可喷印。

(4) 关闭传送带电源开关,按下停止喷印键,关闭喷码机电源开关,然后盖上喷头保护盖,切断电源开关,即可。

2. 注意事项

(1) 用清洗剂清洗喷头时,先按下停止喷印键。

(2) 喷码机准备停机三天以上(含三天)不使用时,一定要用清洗盒清洗机器,把管道及喷头内的油墨清洗干净。

(3) 喷头堵塞后,请与公司联系。因为使用清洗瓶或清洗盒都无法洗净喷头,若使用清洗盒,则可能造成喷头永久损坏。

十九、尘埃粒子计数器测定规程

本方法适用于09-4型尘埃粒子计数器。

1. 初始状态下将“流量调节”旋钮顺时针转到位,“校正开关”左旋到位,对准“●”点。电流开在弹起位置,各控制钮全部在弹起位置。

2. 后面板的短塑料气管一端插紧在“清洗接嘴”上,另一端插紧在“样气出口”上。采样管一端插紧在“清洗嘴Ⅰ”上,另一端插紧在光学系统的散射腔进气接嘴上。电源插头插入220V、50Hz电源。

3. 预热 按电源开关,并确认“校对-计数”按钮在“校对”位置。按“总清”按钮,计数器开始校对,并预热30min。

4. 将“校对-计数”钮设至计数位置。右旋“校正开关”到位,对准点,看表针是否对正并及时调“视场校正”使表针对正红线,“校正开关”对正的时间不能超过1min。

5. 按下“选显”、“观察”、“启动”、“外控”钮后,即开始工作。

6. 将测试管对准所测区域,放稳,按“总清”钮,开始测试约1min后,机器鸣笛,第四声时记录所显数字。每点测3次,取平均值。

7. 暂时不进行测量时,把后面板的短塑料管插回“样气出口”,采样管插回“清洗嘴Ⅰ”进行清洗,然后将各开关回复初始状态,切断电源。

8. 如在测试时出现异常,应立即停止测试,并请有关人员进行修理。

第四节 制剂室物料管理规程

1. 原辅料的领用、验收入库、贮存及发放操作规程

药库负责原辅料的采购与一级验收。

(1) 原辅料库管员根据未来一周生产计划及库存原辅料的余量,做领取计划。

(2) 原辅料库管员负责在PIS上对原辅料进行请领,到药库领取实物。

(3) 原辅料领回制剂室后,原辅料库管员应对物料进行验收。

1) 药用原料、辅料验收的内容包括:物料名称、购入单位、生产厂家、批准文号、生产批号、有效期、质量标准、检验合格证或检验报告;核对规格、数量,检查包装和标签是否完整、牢固,有无受潮、水浸、污染或破损等异常包装,并填写验收记录。

2) 没有药用标准的特殊原料的验收内容包括:物料名称、购入单位、生产厂家、生产批号、有效期、质量标准、检验合格证;核对规格、数量,检查包装和标签是否完整、牢固,有无受潮、水浸、污染或破损等异常包装,填写验收记录。

3) 经上述验收合格者,拆除原辅料外包装后,入库,并在记录上签字。

(4) 原辅料内包装应擦拭干净,按类别存放,立即入账卡,做到账物相符,同时在账卡上注明生产批号。

(5) 对于第一次入库及改换生产厂家的原辅料,应记录或更改生产单位的名称。

(6) 易燃、易爆的原辅料(如乙醇)在制剂室存放量不得超过两批制剂的用量,尽量随用随领,减少库存,以保证安全。

(7) 麻醉药品、精神药品、医疗用毒性药品及易燃易爆和其他危险品的储存、保管,应严格执行国家的有关规定。

(8) 物料应按规定的使用期限储存,每月检查物料的有效期。储存期内如遇特殊情况应及时送药检室复验(按质量标准检查),并记录。检验合格后方可使用。严禁存放过期、变质物料。

(9) 物料放置整齐有序,保持整洁,根据需要,设置合格区、待验区和不合格区(退货区),或以标识卡区分。

(10) 建立物料随货卡,即出即消。物料发放原则为近期先出、先产先出、先进先出。有专人负责登记消耗记录,应账物相符。原辅料应按配制单上数量发放。发放时,发放人与物料领取人员双方应认真核对品名、规格、批号、数量,与实物相符合后,填写随货卡和计算机出账,并签名确认。

(11) 每季度盘点,核对账物,对自然损耗或其他原因予以说明。双人核对盘点结果并双人签字确认,汇总后上报本科会计。

2. 包装材料的采购、入库验收、贮存及发放规程

包装材料库由专人负责管理。

(1) 制剂室包材管理员根据库存情况制定采购计划表,经制剂室负责人结合生产计划审定数量后,由包材管理员提交器材处。采购计划包括:包材名称、规格、数量、质量标准等。

(2) 器材处必须从取得 SFDA 下发的药品包装用材料和容器注册证的包材生产企业采购药用包材。采购包材的数量、种类及质量应符合制剂室的要求,实

行定点采购，保证供货。

(3) 包装材料入库验收分两级管理。一级验收部门为器材处，二级验收部门为制剂室。货到后，器材处进行一级验收。验收内容包括：包材名称，生产厂家，批号，有效期，质量标准，检验合格证，并核对规格、数量。制剂室包材管理员进行二级验收，核查内容包括：包材名称，生产厂家，生产批号，有效期，质量标准，检验合格证，核对规格、数量；检查包装是否完整、牢固、有无受潮、水浸污染或破损等异常包装，并索要检验报告，填写验收记录。验收合格的普通制剂包材入库，不合格者应放在库房不合格区域，并及时组织退货。对于灭菌制剂所用包材进行上述验收合格后先放置待验区，并送药检室复验，出具合格检验报告单后方能移至合格区备用。

(4) 包装材料管理员应及时填写入库验收登记表，并签字。

(5) 包装材料应存放在包装材料库，应按照规定的使用期限储存，在定期盘点时检查包材的有效期。储存期内如有特殊情况应及时送药检室复验（按质量标准检查）并记录，检验合格后，方可使用。

(6) 包材放置整齐有序，保持整洁，设置合格区和不合格区（或退货区）。

(7) 包材发放原则为近期先出，先产先出，先进先出。

(8) 包装材料要计数发放，填写计算机账单，由领用人核对签字。

(9) 不合格或残品包装材料禁止发放。在使用过程中发现内在质量问题时，应退回包装材料库，以不合格品论处；使用过程中发现个别残品时，应废弃，并如实填写记录。

(10) 灭菌制剂所用包材的内包装有破损者，应退包装材料库以不合格品论处。

(11) 不合格的包装材料要填写退库申请单，包括以下内容：日期，名称，批号，规格，数量，退库原因，申请人签字。

(12) 定期盘点，双人核对盘点结果，并双人签字确认。

3. 标签印刷申请、验收保管及使用规程

制剂室设一名标签管理员，负责标签管理工作。

(1) 标签管理员根据标签的库存及制剂生产计划的需要提出标签印刷申请，经制剂室负责人审核后报器材处。

(2) 标签管理员向器材处及标签印刷厂商提供标签内容，包括标签的尺寸、式样、颜色以及对标签印刷纸张的要求。标签内容必须与北京市药品监督管理局批准的内容、文字相一致，不得随意更改。

(3) 由印刷厂根据要求提供制作标签样本，经标签管理员与制剂室负责人双人校对无误后，方可印刷。

(4) 标签的验收由器材处和制剂室标签管理员共同验收。

1）按照标签的印刷申请对标签进行仔细核对（包括内容、尺寸、式样、颜色），并清点数量完全无误后，方可入库。

2）每批新印刷的标签必须留样存档。

(5) 标签应按品种、规格，专库（柜）存放。

(6) 标签领取：由分装岗位人员按照理论分装数量领取标签，领取数量为理论成品数的105%，经双人核对，签字负责。

(7) 未使用的标签必须退回库房，双人认真核对品种数量后收回，签字负责，做好记录。

(8) 已印有批号的剩余标签或残损、污染的标签不得退回，由标签管理员与分装岗位人员核对计数销毁。做好记录，签字负责。

(9) 标签应账物相符。

4. 原辅料报损审批程序

(1) 药品报损要填写物料报损申请单，报损单包括以下内容：日期、药品名称、批号、规格、数量、报损原因，申请人、科主任批复意见。

(2) 药剂科主任对报损申请进行审批。

(3) 由申请部门负责人根据药剂科主任复批意见，组织实施。

5. 原辅料复验管理程序

(1) 使用过程中如发现物料有异常情况并必须使用时，应复验，合格后再使用。

(2) 在使用过程中发现质量问题，如在有效期内颜色发生变化，如要继续使用，应申请复验，合格后再使用。

(3) 对易挥发、易氧化、易分解的物料，怀疑其对制剂质量有影响时，应申请复验。

(4) 原辅料的报损要填写物料报损申请单，报损单包括以下内容：日期、药品名称、批号、规格、数量、报损原因、申请人、组长意见。

(5) 药剂科主任对报损申请进行审批。

(6) 根据科主任复批意见，由组长组织实施。

第五节　制剂室卫生操作规程

1. 不同生产区清洁操作规程

(1) 一般生产区的卫生清洁

1）每日清除废物并清洗容器；擦去门窗、水池及其他设施上的污迹，再用一般生产区的清洁工具使用常水擦拭地面、室内桌椅柜、设备外壁等。

2）每周擦洗门窗、水池及其他设施；刷洗地面、废物贮存器、地漏、排水道及墙裙等处。

3) 每月对地面、天顶、照明及其他附属装置除尘;全面清洗工作场所及生活设施。

(2) 普通制剂净化区的卫生清洁

1) 每次配制完成后,先取专用清洁布用常水洗涤后擦拭配制间的操作台,再用清洁布蘸消毒液擦拭。

2) 每天工作完毕,用清洁布蘸消毒液擦拭操作台、柜子、架子和机械设备(注意一定要将清洁消毒液擦干,否则易留下清洁消毒液的印渍)。

3) 每天工作完毕,清洁工用清洁布蘸消毒液擦拭洁净间门窗、墙壁。用专用扫帚清扫地面,然后再使用专用拖把蘸消毒液(洗消净)擦拭地面。

4) 将清洁消毒液倒入地漏及排水管,清洁消毒。

5) 内服与外用间的抹布和拖把用不同颜色分开,专区专用。

(3) 万级净化区的卫生清洁

1) 使用后,先用清洁布蘸纯化水清洁台面,除去附着物,再用清洁布蘸消毒液擦拭。

2) 用 75% 乙醇擦拭和消毒所有的不锈钢设备、台面、座椅、门把手及传递窗的底部和两壁。

(4) 百级操作台的卫生清洁

1) 使用后,先用清洁布蘸纯化水清洁台面,除去附着物,再用清洁布蘸消毒液擦拭。

2) 再取一清洁布蘸 75% 乙醇擦拭消毒。用清洁布擦拭操作台面及周围墙壁时注意不要碰到高效空气过滤器。

(5) 用于清洗洁净区和一般区域的洁具严格分开、不同级别净化区的洁具分开储存和使用。

(6) 清洗过程中,不要将清洗液和水喷淋到高效空气过滤器上。

(7) 用消毒液擦洗墙、天花板,并且至少停留 10min。

(8) 将每天的清洗记录在《每天清洁记录》上。

2. 洁净服的更衣操作规程

(1) 在一更室外除去灰土和尘粒,进入一更室脱去白大衣或普通制剂一般生产区工作服和鞋。

(2) 坐在一更室和二更室之间的翻身凳上,将一只鞋套在一只脚上,然后将此脚由一更室移至二更室,另一只脚重复上述操作。

(3) 按照手清洁程序洗手。对进入灭菌制剂间的人员,需要用专门的杀菌皂,并用专门的刷子刷指甲和手指之间的缝隙。

(4) 用头罩罩住头,并确保所有头发均已罩住。

(5) 将一包尺码合适的衣服打开,仔细检查包内的衣服及其附件。

(6) 从包内取出洁净工作服,穿好,注意不得让洁净工作服碰到地板。

(7) 戴上口罩,保证口罩四周贴紧面部。

(8) 配制及分装之前,选择大小合适的手套。佩戴时注意手仅能碰手套的内部,不能以裸手碰手套的外面。手套拉至无菌服的袖口之上。进入万级 / 百级区人员,在双手均戴上手套后,用 75% 乙醇对手套进行消毒。

(9) 检查头罩、口罩、脚踝是否扎紧,手套是否遮住袖口等。

3. 手清洁程序

(1) 在从事药品加工过程中,必须保持手的清洁,在下列情况之一时要洗手:工作前;饭前饭后;便后;吸烟后,喝茶后;手触及脏物时。

(2) 洗手操作规程(也适用于手腕和前臂的洗涤)。

1) 卷起袖管。

2) 摘下所有饰物。

3) 用水湿润双手。

4) 使用足量的肥皂或洗涤剂。

5) 双手揉搓直至产生很多泡沫,必要时,使用更多的洗涤剂。

6) 强迫泡沫清洁每一手指和手指之间。方法是将一只手并拢,用另一只手使泡沫沿手指缝隙下来,重复此动作直至两手均清洁。

7) 使用大量泡沫除去两手掌心中的油脂。

8) 将泡沫擦入指甲沟和指甲根部,必要时以刷子刷指甲以剔出污秽。

9) 将泡沫擦至每只手的手腕并洗涤。

10) 用大量流动水冲去手清洁过程中产生的泡沫上附着的所有污垢、皮屑和细菌。

11) 仔细检查手背、指甲和手掌,并对可能遗留的污渍重新洗涤。若发现有划伤、抓痕、溃疡或感染等,应立即报告制剂负责人。

12) 将手彻底烘干。

4. 工作服清洁程序

(1) 一般生产区工作服每周送洗衣房洗涤一次。

(2) 十万级、三十万级区工作服每周洗涤两次。

(3) 十万级区工作服要在清洁的室内进行清洗。如果工作服局部较脏,首先接一盆清水,将工作服浸入水中,在各个部位涂抹肥皂,仔细揉搓,待污渍完全除去之后,用常水漂洗工作服至无泡沫为止,最后置专用洗衣机中,按洗衣机操作规程洗涤、晾干即可。

(4) 百级和万级工作服的清洁和漂洗操作与十万级区工作服的处理相同,用另一台专用洗衣机。晾干后,将工作服包好,外用两层包布包好送至医院供应室消毒即可。消毒后的工作服取回洁净区前,在一更室去掉一层包布后方可进入二更室内备用。备好的工作服限在2天内使用,超过期限,应重新灭菌。

5. 清洁工具的卫生清洁程序

(1) 清洁工具包括:清洁设备容器的工具:排刷、试管刷、钢刷、清洁布、镊子等;清洁配制间的工具:专用拖把、扫帚、抹布等。

(2) 清洁方法:先用常水将工具上异物冲洗干净,用洗涤剂洗净,置1∶50的清洁消毒液中浸泡10min后,用常水冲洗干净,晾干,备用。

(3) 清洁工具放于指定位置。使用频繁的清洁工具,清洗后可置挂钩上晾干。

(4) 每次使用后必须按规定清洁,放置,备用。

6. 配制用容器、设备卫生清洁程序

(1) 容器的卫生清洁

1) 配制用容器包括:玻璃瓶、不锈钢桶、搪瓷桶、陶瓷乳钵等。具体操作见《辅助工序操作规程》(略)。

2) 液体制剂配制容器的清洁:先用常水冲洗容器内外壁,再用刷子蘸洗涤剂刷洗,用常水冲洗干净至无洗涤剂的残留,再用纯化水冲洗3遍,备用。

3) 固体制剂配制容器的清洁:先用毛刷蘸洗涤剂刷洗清除容器内外壁上残余物料,再用洗涤剂刷洗,用常水冲洗干净至无洗涤剂的残留,再用75%乙醇消毒,备用。

(2) 设备的卫生清洁

1) 使用前,用75%乙醇对设备与药品直接接触的部位及组件进行消毒,安装设备至可使用状态。

2) 使用后,拆除设备可拆卸组件,用毛刷蘸洗涤剂刷洗清除设备及组件上残余物料,用常水清洗后,再用纯化水冲洗3遍,晾干,备用。

第六章

药品检验标准操作规程

第一节　医院制剂质量检验操作规程

一、医院制剂化学检验操作规程

1. 为保证检验的质量，根据所制定的物料、中间品和成品质量标准，特编写检验操作规程。

2. 中间品检验，按性状、鉴别、检查和含量测定进行检验。成品检验做全项检测或重点项目检测[性状、鉴别、含量测定、检查（包括微生物限度或无菌检查）]。

3. 原辅料应根据制剂质量要求，参照相关质量标准进行检验。

4. 药检室收到送检单，打印相应检品的原始记录单，针对要检验的项目内容，准备检验用试剂、器皿和所用的仪器（开机预热等）。

5. 药检室收到检品，先检查性状，然后进行鉴别、一般检查、含量测定等，化学检验合格的成品，分装后进行微生物限度检查或无菌检查。

6. 含量测定时精密称量供试品：①称量取样：用梅特勒 - 托利多 AG285 天平精密称定，记录称量值，并填写设备使用登记，签字。②容量取样：用相应体积的移液管，正确吸取供试液。然后按照制剂质量标准含量测定项下内容进行操作。读取测定值，记录数值，判断是否在含量限量范围内，并进行计算，记录计算结果（实际含量、相当于标示量 %）。

7. 含量测定结果符合要求的中间品或半成品，立即通知制剂室，以便继续生产；含量测定结果不符合要求的中间品或半成品，先检查排除检测的原因，再进行复检，结果仍为不合格的，立即通知制剂室，并协助制剂室查找不合格原因，进行调配或返工处理后，重新测定。

8. 全部检测合格后，填写并出具检验合格报告。

9. 检查结果不合格的成品，按不合格制剂处理程序处理。

二、无菌检查操作规程

1. 依据 依据《中国药典》2010年版无菌检查法（附录ⅪH）。

2. 目的 结合本院情况，检查药典要求无菌的药品、原料、辅料及其他品种是否符合无菌检查的规定。

3. 环境 在环境洁净度10 000级和局部洁净度100级的水平层流洁净工作台内进行操作，全过程严格遵守无菌操作，防止外源性污染。

4. 培养基和用量 硫乙醇酸盐流体培养基（用于培养需气菌、厌气菌）和改良马丁培养基（用于培养真菌），每个容器中培养基的用量为：供试品体积不得大于培养基体积的10%，并且硫乙醇酸盐流体培养基≥15ml，改良马丁培养基≥10ml。

5. 操作

（1）准备

1）根据实验需要，计算所需硫乙醇酸盐流体培养基和改良马丁培养基的用量，按培养基制备操作规程，配制硫乙醇酸盐流体培养基和改良马丁培养基，分装至准备好的试管中，灭菌，待用。

2）将吸管等无菌检查用的器具放入消毒筒内，灭菌，待用。

3）清洁无菌室，擦拭洁净操作台面，将灭菌后待用的无菌检查用品和清洁后的检验数量的供试品等放入洁净操作台面两侧。

4）开启净化空调机组和水平层流洁净工作台至少30min，同时开启超净台紫外灯30min。

（2）接种

1）按手清洁程序、更换洁净服程序，洗手、更衣，然后进入操作室，关闭紫外灯。

2）用酒精棉球擦手，然后用酒精棉球对供试品容器表面进行彻底消毒。

3）接种

a. 直接接种法：用刻度吸管从每支（或瓶）供试品中吸取规定量分别接种至5支含硫乙醇酸盐流体培养基和5支改良马丁培养基容器中，加塞。每种培养基接种的管数同供试品的检验数量（滴眼液，从2支供试品中取规定量，直接滴加。如接种量2ml，则每支各滴加20滴于1支培养管中）。样品的检验数量、检验量见表2-6-1。

b. 薄膜过滤法：将规定量的供试品按薄膜过滤法过滤，冲洗，取出滤膜，将

表 2-6-1　无菌检查样品的检验数量、检验量表

品种	包装规格	每支样品在每管培养基中的最少接种量(ml)	最少检验数量(瓶或支)
复方碘注射液	5ml/ 支	2	10
	2ml/ 支	1	10
盐酸丁卡因滴眼液	10ml/ 支	2	5
人工泪液	10ml/ 支	2	5
硫酸锌滴眼液	10ml 支	2	5

说明:① 检验数量是指一次试验所用供试品最小包装容器的数量。
② 检验量是指一次试验所用的供试品总量(ml)。

其剪成 2 等份,分别接种至硫乙醇酸盐流体培养基或改良马丁培养基中(滤膜孔径不大于 0.45μm,直径为 50mm)。两种方法均需准备两种培养基的阴性对照品各 1 支。

(3) 培养及观察

1) 接种后,硫乙醇酸盐流体培养基管置 30~35℃培养箱中培养,改良马丁培养基管置 23~28℃培养箱中培养。注射剂培养 14d,眼用液体剂培养 14d。培养期间逐日观察并记录是否有菌生长。

2) 如在加入供试品后,或在培养过程中,培养基出现浑浊,培养 14d 后不能从外观上判断有无微生物生长,可取该培养液适量转种至同种新鲜培养基中或划线接种斜面培养基上,细菌培养 2d、真菌培养 3d,观察是否再出现浑浊或斜面有无菌生长;或用接种环取培养液涂片,染色,镜检,判断是否有菌。

(4) 结果判断

1) 若供试品管均澄清,或虽显浑浊但经确证无菌生长,判供试品符合规定。

2) 若供试品管中任何 1 管显浑浊并确证有菌生长,判供试品不符合规定,除非能充分证明试验无效,即证明生长的微生物非供试品所含。

3) 当符合下列至少一个条件时,方可判试验结果无效。

a. 对无菌检查试验所用设备及环境的微生物监控结果不符合无菌检查法的要求。

b. 回顾无菌试验过程,发现有可能引起本微生物污染的因素。

c. 阴性对照管有菌生长。

d. 供试品管中生长的微生物经鉴定后,确证是因无菌试验中所使用的物品和(或)无菌操作技术不当引起的。

4) 试验若经确认无效,应重试。重试时,重新取同量供试品,依法重试,若无菌生长,判供试品符合规定;若有菌生长,判供试品不符合规定。

6. 报告　根据实验结果出具报告：本品参照《中国药典》2010 年版无菌检查法检查，符合规定。或本品参照《中国药典》2010 年版无菌检查法检查，不符合规定。

三、细菌内毒素检查操作规程

1. 细菌内毒素检查有两种方法，即凝胶法和光度测定法。本实验室以凝胶法为主要检查方法。

2. 凝胶法系通过鲎试剂与内毒素产生凝集反应的原理来检测或半定量内毒素的方法。细菌内毒素的量用内毒素单位（EU）表示。

3. 试验准备

(1) 处理试验所用的器皿，以去除可能存在的外源性内毒素。所用玻璃器皿应在 250℃干燥烘烤至少 60min。若使用塑料器械，应选用标明无内毒素并且对试验无干扰的器械，如一次性注射器等，也可采用其他确证不干扰细菌内毒素检查的适宜方法进行处理。

(2) 准备试验用试剂：细菌内毒素国家标准品、凝胶法细菌内毒素检查用水（内毒素含量小于 0.015EU/ml 的灭菌注射用水）、根据不同供试品的内毒素限值选择合适灵敏度的鲎试剂，一般选用灵敏度 0.25EU/ml。

(3) 确定最大有效稀释倍数（MVD）：最大有效稀释倍数是指试验中供试品溶液被允许稀释的最大倍数，在不超过此稀释倍数的浓度下进行内毒素限值的检测。用公式 $MVD=CL/\lambda$ 来确定（L 为供试品的细菌内毒素限值；C 为供试品溶液的浓度）；λ 为鲎试剂灵敏度的标示值。

(4) 当使用新批号的鲎试剂或试验条件发生了任何可能影响检验结果的改变时，应进行鲎试剂灵敏度复核试验（参照《中国药典》2010 年版附录Ⅺ E 鲎试剂灵敏度复核试验项下）。

(5) 当建立新品种的细菌内毒素检查时，应进行干扰试验（参照《中国药典》2010 年版附录Ⅺ E 干扰试验项下）。

4. 试验操作　试验操作过程应防止微生物的污染。

(1) 供试品溶液的制备：按试验要求对供试品进行复溶、稀释或调节 pH 值（一般要求 pH 在 6.0~8.0 范围，用细菌内毒素检查用水在已去除内毒素的容器中配制的酸或碱溶液调节）。

(2) 2λ 浓度的内毒素检查用水溶液和内毒素供试品溶液制备：将细菌内毒素国家标准品或细菌内毒素工作标准品用细菌内毒素检查用水溶解，在旋涡混合器上混匀 15min，然后分别用检查用水和供试品溶液稀释（使用稀释倍数为 MVD，并且已经排除干扰的供试品溶液），制成含 2λ 浓度的内毒素检查用水溶液和内毒素供试品溶液，每稀释一步均应在旋涡混合器上混匀 30s。

(3) 按照凝胶限量试验溶液的制备表(见表 2-6-2)来制备溶液 A、B、C 和 D。

表 2-6-2　凝胶限量试验溶液的制备表

编号	内毒素浓度 / 配制内毒素溶液	平行管数	备注
A	无 / 供试品溶液	2	A 为供试品溶液
B	2λ/ 供试品溶液	2	B 为供试品阳性对照
C	2λ/ 检查用水	2	C 为阳性对照系列
D	无 / 检查用水	2	D 为阴性对照

操作:取分装有 0.1ml 鲎试剂溶液的 10mm×75mm 试管或复溶后的 0.1ml/ 支规格的鲎试剂原安瓿 8 支,其中 2 支分别加入 0.1ml 供试品溶液作为试品管 A,2 支加入 0.1ml 2λ 浓度的内毒素供试品溶液作为试品管 B,2 支加入 2λ 内毒素工作标准品 0.1ml 作为阳性对照管 C,2 支加入检查用水 0.1ml 作为阴性对照管 D。

(4) 保温:将试管中溶液轻轻混匀后,封闭管口,垂直放入 37℃ ±1℃的恒温器中,保温 60min±2min。保温过程和拿取试管要小心,避免因受到震动造成阴性结果。

5. 结果判断　将试管从恒温器中轻轻取出,缓缓倒转 180° 时,若管内形成凝胶,并且凝胶不变形、不从管壁滑脱者为阳性;未形成凝胶或形成的凝胶不坚实、变形并从管壁滑脱者为阴性。

(1) 若 D 管均为阴性、B 管均为阳性、C 管均为阳性,则试验有效。

1) 若 A 管均为阴性,判供试品符合规定。

2) 若 A 管均为阳性,判供试品不符合规定。

3) 若 A 管中的一管为阳性,另一管为阴性,需进行复试。复试时,溶液 A 需做 4 支平行管。

(2) 若 4 支 A 管均为阴性,判供试品符合规定。否则判供试品不符合规定。

6. 报告　根据实验结果出具报告:本品参照《中国药典》2010 年版细菌内毒素凝胶法检查,符合规定,或本品参照《中国药典》2010 年版细菌内毒素凝胶法检查,不符合规定。

四、微生物限度检查操作规程

1. 基本要求

(1) 检查项目:包括细菌数、霉菌数、酵母菌数及控制菌检查。

(2) 环境:环境洁净度 10 000 级和局部洁净度 100 级的水平层流洁净工作台内进行操作,全过程严格遵守无菌操作要求,防止再污染。

(3) 培养温度:细菌及控制菌为 30~35℃;霉菌、酵母菌为 23~28℃。

(4) 检验量:一般供试品 10g 或 10ml;应从 2 个以上最小包装单位中抽取供

试品。一般应随机抽取不少于检验用量(两个以上最小包装单位)3 倍的供试品。

2. 供试液的制备 根据供试品的理化特性与生物学特性,采取适宜的方法制备供试液。供试液从制备至加入检验用培养基,不得超过 1h(以下为本院常用的制备操作规程)。

(1) 合剂、溶液剂等水溶性液体制剂 取供试品 10ml,加 pH 7.0 无菌氯化钠 - 蛋白胨缓冲液至 100ml,混匀,作为 1∶10 供试液。也可用混合的供试品原液作为供试液。

(2) 油剂 取供试品 10ml,加 pH 7.0 无菌氯化钠 - 蛋白胨缓冲液至 100ml,混匀,作为 1∶10 供试液。可加入适量的无菌聚山梨酯 80 使供试品分散均匀。

(3) 眼膏等非水溶性制剂 取供试品 10g,加至含 20ml 无菌十四烷酸异丙酯和无菌玻璃珠的适宜容器中,必要时可增加十四烷酸异丙酯的用量,充分振摇,使供试品溶解(如果需要可适当加热,但温度不得超过 45℃)。然后加入 45℃的 pH 7.0 无菌氯化钠 - 蛋白胨缓冲液 100ml,振摇 5~10min,萃取,待油水明显分层,取其水层作为 1∶10 供试液。

3. 细菌、霉菌、酵母菌及控制菌测定的操作流程

(1) 培养基的配制

1) 细菌、霉菌及酵母菌计数:根据实验需要,按照培养基操作规程配制营养琼脂培养基和玫瑰红钠琼脂培养基,置准备好的三角烧瓶内,灭菌,待用。

2) 控制菌:口服制剂(大肠埃希菌)、眼用非液体制剂、滴鼻剂、滴耳剂和局部外用制剂(大肠埃希菌、金黄色葡萄球菌、铜绿假单胞菌)。

a. 大肠埃希菌:胆盐乳糖培养基 100ml 置于 200ml 三角烧瓶中;MUG 培养基 5ml 置于 20ml 试管中,2 支,盖塞,灭菌,待用。

b. 金黄色葡萄球菌:营养肉汤培养基 100ml 置于 200ml 三角烧瓶中,另备甘露醇氯化钠琼脂培养基 1 份,盖塞,灭菌,待用。

c. 铜绿假单胞菌:胆盐乳糖培养基 100ml 置于 200ml 三角烧瓶中(可以与大肠埃希菌共用,配 1 份),另备溴化十六烷基三甲铵琼脂培养基 1 份,盖塞,灭菌,待用。

(2) 稀释液的配制

1) 水溶性液体制剂:配制 pH 7.0 无菌氯化钠 - 蛋白胨缓冲液,微温溶解,过滤,分装至 150ml 三角烧瓶中,每份 90ml,盖塞,灭菌,待用。

2) 眼膏等非水溶性制剂:20ml 无菌十四烷酸异丙酯置于 200ml 三角烧瓶中,另备 100ml pH 7.0 无菌氯化钠 - 蛋白胨缓冲液置于 150ml 三角烧瓶中,盖塞,灭菌,待用。

3) 准备 1 支试管装 5ml 缓冲液,作为阴性对照用。

(3) 试验用物品及无菌操作前准备

1）将刻度吸管或移液管、90mm 无菌平皿等检查用的器具放入消毒筒内，灭菌，待用。

2）清洁无菌室，擦拭洁净操作台面。

3）将灭菌后待用的检查用品，及待检查的供试品各两个最小包装等放入洁净操作台面两侧。开启净化空调机组和水平层流洁净工作台至少 30min，同时开启超净台紫外灯 30min。

(4) 进入无菌室的操作

1）按手清洁程序、更换洁净服程序，洗手、更衣，然后进入操作室，关闭紫外灯。

2）用酒精棉球擦手，然后用酒精棉球对供试品容器表面进行彻底消毒。

3）供试液制备

a. 水溶性液体制剂：一般用混合的供试品原液作为供试液。

b. 眼膏等非水溶性制剂：分别从送检的两个包装中各取供试品 5g，加至含 20ml 无菌十四烷酸异丙酯的三角烧瓶中，按上述供试液制备方法制备。取其水层作为 1∶10 供试液。

c. 供试液稀释：稀释成 1∶10、1∶10^2、1∶10^3 等稀释级。

(a) 水溶性液体制剂：分别从送检的两个包装中各吸取 5ml，加入准备好的装有 pH 7.0 无菌氯化钠 - 蛋白胨缓冲液 90ml 的三角烧瓶中，混匀，作为 1∶10 供试液；从 1∶10 供试液中吸取 10ml，加入准备好的装有 pH 7.0 无菌氯化钠 - 蛋白胨缓冲液 90ml 的三角烧瓶中，混匀，作为 1∶10^2 供试液；从 1∶10^2 供试液取 10ml，同上稀释，得 1∶10^3 供试液。

(b) 眼膏等非水溶性制剂：从 1∶10 供试液中吸取 10ml，依次稀释操作。

4）细菌、霉菌及酵母菌测定

a. 取适宜的连续 2~3 个稀释级的供试液 1ml，置直径 90mm 的无菌平皿中，注入 15~20ml 温度不超过 45℃已熔化的营养琼脂培养基或玫瑰红钠琼脂培养基，混匀，凝固，倒置培养。每稀释级每种培养基制备 2 个平皿。阴性对照试验，取试验用的稀释液 1ml，每种计数用的培养基各制备 2 个平皿。

b. 薄膜过滤法：滤膜的孔径不大于 0.45μm，直径约为 50mm。滤器及滤膜（根据药性选择不同材质的滤膜）使用前应 115℃灭菌 30min。取相当于每张滤膜含 1g 或 1ml 供试品的供试液，加之适量的稀释剂中，混匀，过滤。每张滤膜的总过滤量为 100ml。冲洗后取出滤膜，菌面朝上贴于营养琼脂培养基或玫瑰红钠琼脂培养基或酵母浸出粉胨葡萄糖琼脂培养基平皿上培养。每种培养基至少制备一张滤膜。

5）控制菌增菌培养

a. 大肠埃希菌、铜绿假单胞菌：取 1∶10 供试液 10ml 接种至 100ml 的胆盐乳糖培养基中，培养 18~24h，必要时可延至 48h。

b. 金黄色葡萄球菌：取 1∶10 供试液 10ml 接种至 100ml 的营养肉汤培养基中，培养 18~24h，必要时可延至 48h。

(5) 培养和计数

1) 细菌、霉菌及酵母菌计数：除另有规定外，营养琼脂培养基用于细菌计数，培养 72h，逐日点计菌落数，一般以 72h 的菌落数报告；玫瑰红钠琼脂培养基用于霉菌及酵母菌计数，培养 120h，逐日点计菌落数，一般以 120h 的菌落数报告；必要时，可适当延长培养时间至 7d 进行菌落计数并报告。

2) 控制菌检查：(疑似情况按《中国药典》该控制菌项下，进行确证试验)。

a. 大肠埃希菌：取胆盐乳糖培养物 0.2ml，接种至含 5ml MUG 培养基的试管内，培养，于 5、24h 在 366nm 紫外线下观察，同时用未接种的 MUG 培养基作本底对照。若管内培养物呈现荧光，为 MUG 阳性；不呈现荧光，为 MUG 阴性。观察后，沿培养管的管壁加入数滴靛基质试液，液面呈玫瑰红色，为靛基质阳性；呈试剂本色，为靛基质阴性。本底对照应为 MUG 阴性和靛基质阴性。若 MUG 阳性、靛基质阴性或 MUG 阴性、靛基质阳性，则需继续接种培养鉴定之。

b. 金黄色葡萄球菌：取营养肉汤培养物，划线接种于甘露醇氯化钠琼脂培养基平皿上，培养 24~72h。若平皿上无菌落生长或生长的菌落不同于菌落形态特征，则判断供试品未检出金黄色葡萄球菌。

c. 铜绿假单胞菌：取胆盐乳糖培养物，划线接种于溴化十六烷基三甲铵琼脂培养基的平皿上培养 18~24h。铜绿假单胞菌典型菌落呈扁平、无定形、周边扩散、表面湿润，灰白色，周围时有蓝绿色素扩散。如平皿上无菌落生长或生长的菌落与上述菌落形态特征不符，则判断供试品未检出铜绿假单胞菌。

4. 细菌、霉菌、酵母菌计数

(1) 检验结果以 1g、1ml、10g、10ml 为单位报告。

(2) 如各稀释级的平皿均无菌落生长，以小于乘以最低稀释倍数报告菌数。

(3) 若有菌落生长，宜选取细菌、酵母菌平均菌落数在 30~300 之间、霉菌平均菌落数在 30~100 之间的稀释级，作为菌数报告(取两位有效数字)的依据。按菌数报告规则报告菌数。

5. 报告结论　根据实验结果出具报告：本品参照《中国药典》2010 年版微生物限度检查法检查，符合规定，或本品参照《中国药典》2010 年版微生物限度检查法检查，不符合规定。

附表：微生物限度标准(部分)(表 2-6-3)。

表 2-6-3　微生物限度标准（部分）（1g、1ml、10g、10ml 为单位）

制剂类型	细菌数	霉菌和酵母菌数	大肠埃希菌	铜绿假单胞菌	金黄色葡萄球菌
口服制剂	≤1000 个 /g 或 ≤100 个 /ml	≤100 个	不得检出	—	—
眼药	≤10 个	不得检出	不得检出	不得检出	不得检出
其他局部给药	≤100 个	≤100 个	—	不得检出	不得检出
滴鼻剂	≤100 个	≤10 个	不得检出	不得检出	不得检出
滴耳剂	≤100 个	≤10 个	—	不得检出	不得检出

五、注射用水微生物限度检查操作规程

1. 微生物限度　细菌、霉菌和酵母菌总数每 100ml 不得过 10 个（《中国药典》2010 年版第 500 页）。

2. 方法　薄膜过滤法。

3. 取样量　≥200ml。

4. 检查前准备

（1）准备 1 个 250ml 具塞三角烧瓶，灭菌，待用于取样。

（2）按照培养基操作规程配制营养琼脂培养基和玫瑰红钠琼脂培养基（各 2 个培养皿），置准备好的三角烧瓶内，灭菌，待用。

（3）准备薄膜和薄膜过滤用器械、镊子等，灭菌，待用。

（4）准备培养皿 4 个，灭菌，待用。

5. 操作

（1）取灭菌好的具塞三角烧瓶，于注射用水出水口取水≥200ml。取水时注意防止污染，取完后立即盖住盖子。

（2）接种

水样 —200ml→ 100ml → 薄膜过滤 → 营养琼脂培养基

水样 —200ml→ 100ml → 薄膜过滤 —接种→ 玫瑰红钠琼脂培养基

阴性对照：2 支装有 15ml 缓冲液试管 → 薄膜过滤 —接种→ 营养琼脂培养基 / 玫瑰红钠琼脂培养基

6. 培养和计数　营养琼脂培养基用于细菌计数，培养 72h，逐日点计菌落

数，一般以 72h 的菌落数报告；玫瑰红钠琼脂培养基用于霉菌及酵母菌计数，培养 120h，逐日点计菌落数，一般以 120h 的菌落数报告；必要时，可适当延长培养时间至 7d 进行菌落计数并报告。

7. 结果报告　本品参照《中国药典》2010 年版微生物限度检查法检查，符合规定。或本品参照《中国药典》2010 年版微生物限度检查法检查，不符合规定。

六、纯化水微生物限度检查操作规程

1. 微生物限度　细菌、霉菌和酵母菌总数每 1ml 不得过 100 个（《中国药典》2010 年版第 411 页）。

2. 方法　薄膜过滤法。

3. 取样点　灭菌制剂分装间、内服配制间、外用配制间、硅霜配制间、蒸馏水室、菌检室 6 个点。

4. 检查前准备

(1) 准备 6 支具塞试管，用于取样，灭菌，待用。

(2) 配制 pH 7.0 无菌氯化钠 - 蛋白胨缓冲液 250ml，分装至 14 支试管中，盖上盖子，其中 12 支用于供试品制备，2 支作阴性对照。余下缓冲液用于润湿薄膜用；灭菌，待用。

(3) 按照培养基操作规程配制营养琼脂培养基和玫瑰红钠琼脂培养基（各 7 个培养皿），置准备好的三角烧瓶内，灭菌，待用。

(4) 准备薄膜和薄膜过滤用器械，镊子等，灭菌，待用。

(5) 准备培养皿 14 个，6 根 2ml 刻度吸管；灭菌，待用。

5. 操作

(1) 取灭菌好的 6 支空试管，到各取样点取水，取水时注意防止污染，取完后立即盖上盖子。

(2) 接种

水样 —2ml→
→ 1ml → 加入装有 15ml 缓冲液试管 → 薄膜过滤 → 营养琼脂培养基
→ 1ml → 加入装有 15ml 缓冲液试管 → 薄膜过滤 → 玫瑰红钠琼脂培养基

阴性对照：2 支装有 15ml 缓冲液试管 → 薄膜过滤
→ 营养琼脂培养基
→ 玫瑰红钠琼脂培养基

6. 培养和计数　营养琼脂培养基用于细菌计数，培养 72h，逐日点计菌落数，一般以 72h 的菌落数报告；玫瑰红钠琼脂培养基用于霉菌及酵母菌计数，培养 120h,逐日点计菌落数,一般以 120h 的菌落数报告;必要时,可适当延长培养时间至 7d 进行菌落计数并报告。

7. 结果报告 本品参照《中国药典》2010 年版微生物限度检查法检查,符合规定。或本品参照《中国药典》2010 年版微生物限度检查法检查,不符合规定。

七、沉降菌测定操作规程

1. 测试条件

(1) 沉降菌测试前,被测试洁净室的温湿度、静压差、换气次数必须控制在规定值内。

(2) 沉降菌测试前,被测试洁净室已经消毒过。

(3) 万级、十万级及以上的净化房间,在净化空调系统正常运行 30min 以后开始测试。

(4) 洁净工作台和百级层流工作台与净化空调系统同时正常运行 30min 以后开始测试。

2. 测试采样

(1) 测试人员必须穿戴符合环境洁净度级别的工作服。

(2) 静态测试时,室内测试人员不得多于 2 人。

(3) 采样方法

1) 采样点的位置应力求均匀。

2) 可在关键设备或关键工作活动范围处增加采样点。

3) 将已制备好的培养皿按要求放置,打开培养皿盖,使培养基表面暴露 0.5h,再将培养皿盖上后倒置。

3. 培养

(1) 全部采样结束后,将培养皿倒置于 30~35℃培养箱中培养 72h。

(2) 每批培养基应有阴性对照试验,检验培养基本身是否污染。每批可任意取 3 只培养皿作阴性对照培养。

4. 菌落计数

(1) 培养 72h 取出,用肉眼直接计数,标记或在菌落计数器上点计,然后用 5~10 倍放大镜检查,有否遗漏。

(2) 若培养皿上有 2 个或 2 个以上的菌落重叠,可分辨时仍以 2 个或 2 个以上菌落计数。

5. 注意事项

(1) 测试用具要作灭菌处理,以确保测试的可靠性、正确性。

(2) 采取一切措施防止人为对样本的污染。

(3) 对培养基、培养条件及其他参数作详细的记录。

八、委托加工制剂抽样检验操作规程

为更好地服务于广大患者，提供安全、有效、质量合格的药品，我院针对委托加工制剂，应不断加强抽样复检，具体程序为：

1. 药库 针对所有委托加工制剂，当更换新的批号时，受托单位首次送货时需提供同批次检验报告单，委托加工的中药制剂同时应以电子邮件提供检验结果的原始图谱或照片。更换新批号首次送货的委托加工制剂应放至待验区，并由库管员通知药检室抽样进行全检，待检验合格后方可放行，通过正常程序入票、入库、发放给调剂室。

2. 受托厂家 为保证制剂的正常临床供应，对委托加工的中药制剂，要求受托厂家在新批号出厂检验合格后，应在5个工作日内送交至少5箱到药库，同时提供同批次检验报告及检验结果的原始图谱或照片(可以电子邮件方式)给药检室。待药检室抽样复验合格后，方可按常规需求计划继续送货，供临床使用。

3. 药检室 药检室接到药库通知后应尽快安排抽样与检验，根据来货品种数量合理安排复检，一般应在接到通知一周(5~7个工作日)内出具报告，特殊情况需向分管主任汇报。必要时，需组织到受托厂家现场检查批生产记录。

4. 为确保外加工制剂在有效期内的质量稳定性，需不断加强外加工制剂的质量监督管理，并监督抽查药厂在有效期内进行的有关制剂稳定性的追踪考察，为制剂质量标准的不断提高及再注册提供技术信息。

九、物料、中间品和成品内控质量标准的制定和修订规程

1. 目的 保证制剂质量，加强质量管理。

2. 物料 包括制剂生产用的原料、辅料、包装材料等；中间品：指预备制剂、半成品等；成品：指已经完工并待验收入库的制剂。

3. 制剂原料应从合法经营单位购入，有批准文号、生产批号，在有效期内使用。无有效期规定的原料应在5年内使用，超过5年应做复验，合格后方可使用。制剂原料应符合所配剂型的要求，如：注射剂原则上采用供注射用原料、至少必须满足药用原料；普通制剂原则上使用药用原料。内服制剂的辅料应符合药用或食用标准。

4. 直接接触药品的包装材料、容器必须无菌，与药品不发生化学作用，不发生组分脱落或迁移到药品中。一般使用聚乙烯或玻璃制品。

5. 原辅料、包装材料质量标准参照《中国药典》2010年版、《中国医院制剂规范》第2版、《医疗单位制剂规程》及相关法定标准执行。

6. 制剂的质量标准，依据北京市药品监督管理局对该制剂的批准文件执行。

7. 质量标准内容包括性状、鉴别、检查(外观、pH、微生物限度、无菌检查

等)、含量测定等。具体项目及标准依据制剂品种、物料要求而定。

8. 根据质量要求的提高和法定标准的修改,进行修订,对修订内容进行记录、说明,并报主管科主任批准,上报北京市药品监督管理局批准备案。

第二节　药品检验室基本操作规程

一、取样抽样操作程序

1. 取样要求

(1) 对制剂的原辅料、中间产品、成品、包装材料按相应要求取样进行检验。

(2) 取样用具及容器应清洁、干燥。

(3) 取样时应先检查品名、批号、包装情况等,无误后方可取样。

(4) 取样时应填写取样记录,包括:品名、规格、批号、有效期、数量、来源、日期等。

(5) 所取样品应有代表性。

2. 取样人员及取样时间

(1) 中间体或半成品取样,由制剂人员根据生产规范在混匀后、灌装前取样。

(2) 成品取样,由制剂人员在包装贴签后取样。

(3) 制药用水:①纯化水由制剂室人员取样,每日生产前送药检室1次(测电导率);每月送药检室做全检1次。②注射用水冲洗用水由制剂室取样,每次配制前送药检室测电导率。

3. 取样方法与取样量

(1) 中间体或半成品:按批抽取全检3倍量。

(2) 成品:按批取样。每批随机抽取全检3倍量。

(3) 制药用水:抽取具有代表性的全检3倍量样品。

二、培养基制备操作规程

1. 依据《中国药典》2010年版无菌检查法(附录Ⅺ H)及微生物限度检查法(附录Ⅺ J)中的培养基项下的要求制备实验用培养基。

2. 根据检验需要计算所需培养基的用量。

3. 依据培养基包装上的配制方法,计算所需培养基干粉重量及纯化水的体积。

4. 用扭力天平称取相应的培养基,用量筒量取纯化水。

5. 琼脂培养基直接置锥形瓶中,加入量取的纯化水,振摇或搅拌至溶解。

锥形瓶瓶口加盖棉塞,棉塞外另加一层牛皮纸,用线绳扎紧捆好。准备灭菌。

6. 流体培养基溶于计算量的纯化水中,搅拌至溶解,必要时加热。分装于合适的试管(装入试管容积的 1/3~1/2)中,加盖,准备灭菌。

7. 培养基配制后在 2h 内灭菌,避免细菌繁殖,影响灭菌效果。

8. 高压蒸汽 115℃灭菌 30min。

9. 培养基的无菌性检查　将配制好的培养基放凉后,置培养箱中进行培养,微生物限度检查用细菌培养基置 30~35℃ 培养 72h,真菌培养基置 23~28℃ 培养 120h;无菌用培养基随机取不少于 5 支(瓶)按既定用途确定的条件下培养 14d,均应无菌生长(检查可以随每次供试品检查同时进行)。

10. 灵敏度检查　需要时按《中国药典》方法进行灵敏度检查。

11. 制备好的培养基在冰箱冷藏保存。一般在三周内使用。

三、检查用玻璃容器清洁规程

1. 玻璃器皿是药检分析中的基本工具,为保证结果精确、及时提供检验报告应保持器皿洁净。

2. 清洗质量要求　洗净的玻璃仪器应不沾油腻,不挂水珠,如果仍挂水珠,则需重复洗涤直至达到要求为止。

3. 清洗

(1) 一般玻璃仪器(试剂瓶、试管、锥形瓶、烧杯等)

1) 用完后立刻倾去残液,若黏附有软膏等污物,则先用卫生纸等擦拭,除去污物(必要时醮有机溶剂擦拭),用常水冲洗三遍。

2) 用毛刷醮取洗涤液轻轻刷洗(具塞锥形瓶的磨口处不得用毛刷硬性刷洗),再用常水冲洗干净。

3) 用纯化水冲洗三遍。

(2) 容量瓶、移液管、刻度吸管等

1) 用完后立刻先用常水冲洗三遍,沥干。

2) 用洗涤液荡洗,内壁挂水珠时用洗液荡洗,再用常水冲洗干净。

3) 用纯化水冲洗三遍。

4. 干燥

(1) 玻璃仪器洗净后,将其倒置在架子上晾干。

(2) 急需的玻璃仪器,可用电吹风吹干。也可用无水乙醇荡洗 1 次,沥净溶剂后再吹干。

四、液体体积度量仪器使用操作规程

1. 量杯、量筒

(1) 量杯、量筒是一类精度要求相对不高的量取液体体积的度量仪器。

(2) 根据量取的体积,取用合适的量杯(筒)。

(3) 量取液体时,应将量杯(筒)放平稳,倒入液体后停留 15s 以上待液面平静后,使视线与量杯(筒)内液体的弯月面最低处在相应体积的刻度线保持水平(偏高或偏低都会使读数不准而造成较大误差),即为量取的体积。有色液体液面与相应体积的刻度线保持水平。

2. 移液管和吸量管

(1) 移液管和吸量管系准确移取一定体积溶液的管状玻璃容器。移液管的精度高于吸量管。

(2) 移液管为定容量的单刻度胖肚吸管。0.5ml 以上的移液管属完全流出式吸管,下端残留的溶液体积已经扣除,流出溶液的体积即等于吸管的标准容量,故不得吹出。0.5ml 以下移液管需要吹出。

(3) 吸量管为直线型带分度刻线的吸管,可以移取比吸量管所标识出的最大容积以下的任意量的液体,又称为刻度移液管。吸量管有完全流出式、吹出式和不完全流出式。完全流出式的刻度标示为自尖端算起,使用方法同移液管;吹出式吸量管,管上标有"吹"字样,残留在尖嘴内的溶液,最后应当吹出;不完全流出式吸管,其刻度自上而下排列,但刻度不到尖端,使用时溶液流到最下标线即应停止,流出溶液的体积即为吸管的标准容量。

3. 移液操作

(1) 在使用前如移液管和吸量管(以下统称为吸管)未干燥,则应以被量取溶液荡洗 3 次。干燥的吸管可荡洗 1~2 次。

(2) 量取溶液时,吸管的尖嘴应深入液面约 10mm,用吸耳球轻轻将溶液吸上,尖嘴随液面的下降而下降,以便保持尖嘴在液面下约 10mm。待管内液面上升至刻度标线以上时,迅速按住管口以固定液面。然后将吸管提出液面,用滤纸拭去外壁的溶液,使其保持垂直,随后轻轻放松手指,使液面缓缓下降至要求的刻度线,读数。

(3) 读数时,视线应平视,直到管内液体的弯月面与标线相切(有色液体液面与标线水平),立即按紧管口,使液体不再流出。

(4) 将吸管取出并垂直插入承接容器中,松开食指,让管内溶液自然地全部沿容器壁流下,待无液体自动流出时,将承接容器倾斜约 15°,保持吸管垂直并使末端靠在容器内壁 30s 后取出移液管,以便使附着在管壁的部分溶液得以流出。依据吸管类型决定是否用吸耳球吹出吸管尖端剩余的液体。

4. 吸管用毕,在短期不再使用时,应洗净,尖端朝上收好,防止尖嘴碰坏。尖嘴如已损坏,则不能再用。

第三节 仪器设备操作规程

1. 梅特勒 - 托利多 AG285 天平标准操作规程

(1) 放置:将天平放置于无太阳直射、温度恒定、无强气流的固定的无震动的水平位置。通过调整天平防护罩后部的水平调整脚将气泡调整至水平中央。每次改变位置,都需将天平调整至水平。

(2) 电源:仅用所附的交流适配器来支持天平。注意切勿使天平适配器受潮。如使用前电源处于切断状态,则在插上电源后天平必须预热 2h 以上,以确保天平完全适应周围环境。

(3) 校准:每次改变天平位置后及第一次启动时应进行校准。在常规工作中应每年校一次,以保证获得精确的结果。校准方法有:校准或检查天平;内部砝码或外部砝码;校准操作自动或手动等。

第一次启动时,可用预热阶段用内置砝码来校准。操作过程如下:

1) 接通电源。

2) 按一下"On/Off"键。

3) 持续按住"Cal"键,天平开始校准,并显示内置砝码校准执行情况。

4) 当显示 CRL Done 时,表明校准完成,天平将自动恢复到称量状态。

(4) 简单称量

1) 按一下"On/Off"键,当出现正常的称量显示时,天平已处于准备状态。

2) 如需对容器去皮,将容器置于称盘上,关闭风罩,按一下"→ O/T ←"键,天平开始去皮。

3) 去皮完成,天平显示为零,并做好称量准备。

4) 将待称量物品加于容器中或直接放在称盘上,等待稳定后读数。

5) 将称量物品及容器从称盘上取下,关闭风罩。

6) 关闭天平时,持续按住"On/Off"键,直至所有信息都消除,屏幕显示"OFF"。

7) 关闭后,天平处于标准状态,如果要执行称量,可将待称量物品放在称盘上,天平将自动显示称量结果,不需按"On/Off"键进行转换(物品至少重 10mg)。

8) 注意勿超出天平称量范围。

(5) 清洁:称量过程中注意勿将物品洒落于天平内。如有固体物品洒落,用所附毛刷清理;如有液体洒落,及时拭净。

2. 雷磁 PHS-3C 型精密 pH 计标准操作规程

(1) 开机:接通电源,将电源开关置于开的位置,预热半小时。

(2) 校正:仪器使用前,均需校正。一般说来,在连续使用时应每天校正一次。

1）首先将选择旋钮调至 pH 档。

2）调节温度旋钮的白线，对准溶液的温度值。

3）把斜率调节旋钮顺时针旋转到底（即调到 100% 位置）。

4）把清洗过的电极插入 pH=6.86 的标准缓冲液中。

5）调节定位调节旋钮，使仪器显示读数与该缓冲液的 pH 值一致。

6）用蒸馏水淌洗电极，再用 pH=4.00（或 pH=9.18）的标准缓冲液重复定位，调节斜率旋钮使读数显示 4.00 或 9.18。

仪器校正完成，在样品测定过程中，定位调节旋钮和斜率旋钮不能再有变动。

（3）测定：将电极用蒸馏水冲洗干净，并用滤纸吸干，再插入被测溶液中。视温度异同，调节温度旋钮，轻轻振摇溶液，使其均匀。待读数稳定后即为该溶液 pH 值。

（4）测定完毕，关闭电源。取出电极，用蒸馏水冲洗干净，套上电极套，以备下次使用。

3. LXJ-Ⅱ型离心机标准操作规程

（1）准备工作：将待离心样品装入适宜容器中，与离心罐一并调整重量达到平衡。如采用玻璃容器，则应在离心罐与玻璃容器之间注入适量水，以减少内压力，防止玻璃容器因压力集中而破裂。将离心罐安置于离心盘后，检查四只离心罐架是否与离心机盘的钩子配合妥当，调整位置后将机盖放妥，准备运转。

（2）离心操作：打开电源开关，逐档提升转速，直至达到所需转速。待转速表针稳定后，定好时钟。到预定时间后，离心机将自动停止运转。待其完全停止转动后，打开机盖，取出样品。

（3）将调速器手柄退回“0”处。

（4）关闭电源开关。

4. 岛津 LC-10AT 型高效液相色谱仪标准操作规程

（1）仪器组成及电源

1）仪器组成：本仪器由岛津 LC-10AT 泵、SPD-10A 紫外检测器（190~600nm）和 C-R7A 数据处理机组成。

2）接通电源：将电源插头分别插入插座后，依次打开泵、检测器、数据处理机的电源开关。

（2）LC-10AT 泵参数设定

1）打开排液阀，按 PURGE 进行吸入过滤器的冲洗工作，也可用注射器在排液阀的管道出口处抽吸清洗。

2）显示屏显示	Flow/Press	Pressure	Pmax	Pmin
	0.000	0	0	0

Flow/Press 项下“0.000”闪动时，输入流量，逐次按 FUNC 跳到 Pmax、Pmin 项下，输入最高和最低保护压力后，按 ENTER，恢复初始状态按 CE。

3）关闭排液阀，按 PUMP 启动泵，对色谱柱进行平衡，待项下压力显示稳定后，可开始分析测试操作。

(3) SPD-10A 检测器参数设定：当 λ(nm) 项下“254”闪动时，输入所需波长，按 ENTER，即替换为检测波长。

(4) C-R7A 数据处理机参数设定

1）简单操作键盘的功能：C-R7A 数据处理机配备的简单操作键盘适用于启动或停止分析或者选择菜单，可执行日常分析操作。每键有三项功能：直接按键为此键下方功能；按 Shift 同时按此键为此键上半部蓝色字功能；按 Ctrl 同时按此键为此键右上角蓝色字功能。

2）系统初始设定：首先设定 C-R7A 的环境条件，这种设定只做一次，日常操作中不需改变。

利用屏幕对系统进行初始设定，按下 Win4、Win1 和 ENTER，按箭头键将光标移至需设定项目，进行选择，设定完毕后，按下 EXIT。

3）按下 Win1 或 Win2 出现分析菜单，对分析文件参数进行设定，如 ATTEN、SPEED、WIDTH、SLOP、METHOD 等。

4）在进行分析前，首先调整输入电平。按下 F 键清除调零，输入信号电平在 −1000μV 至 +5000μV 范围内变化，如果超出此范围，用色谱仪上调零钮调零点位置，待输入信号稳定后，再开始分析。

(5) 测定操作

1）按检测器 ZERO 调零，进样阀手柄置于“LOAD”位置，将注射器插入进样阀。

2）将进样阀手柄转到“INJECT”位置，注入样品。

3）如进样阀未连接自动启动器，在进样的同时，立即按数据处理机上的 START，开始采集色谱数据。

4）出峰完毕，如果没有设定自动停止，按 STOP，结束数据采集。

(6) 关机

1）全部测定完成后，按规定用适当溶剂清洗泵、进样器、柱和检测器。

2）关闭各部件电源开关，并拔下插头，做好使用登记。

5. DDS-11AW 数字式电导率仪标准操作规程

(1) 开机：接通电源，按“MEAS”键，仪器开机。

(2) 用纯化水清洗电极探头，并用滤纸吸干电极杆上的水珠。

(3) 用少量待测溶液冲洗电极探头。

(4) 设置电极常数。

(5) 设置温度系数。

(6) 设置温度补偿模式。

(7) 将电导电极浸入待测液体中,缓慢搅拌,待数值稳定后读数,测量完毕。

(8) 用纯化水清洗电极,并用滤纸吸干,按住“MEAS”键约 3 秒,仪器关机,断开电源。

6. 岛津 UV-2501PC 紫外可见分光光度计标准操作规程

(1) 开机:接通电源,预热半小时。打开计算机中的 UV-2501PC 软件,仪器将进行初始化,随后进入工作状态。

(2) 定量测定

1) 打开“Acquire Mode”菜单选择“Quantitative”选项;屏幕上将自动弹出“Quantitative Parameters”对话框。

2) 选择测定方法,设置波长等参数,选“OK”确认。

3) 将参比池放进样品池架,选择“Auto Zero”,使仪器归零。

4) 将样品池放进样品池架,选择“Read”,读数;若有多个样品,拉动样品池架外端的推拉杆,依次选择“Read”,仪器将依次显示各样品读数。

(3) 样品扫描

1) 打开“Acquire Mode”菜单选择“Spectrum”选项。

2) 打开“Configure”菜单选择“Parameters”,设置所需参数,选“OK”确认。

3) 将参比池和样品池放进样品池架,选择“START”,屏幕将显示“Slewing……”,并显示各波长读数。

4) 扫描结束时,屏幕上将弹出文件名对话框,输入由 8 个字符组成的文件名。

5) 选择“Save”储存数据。如选择“Discard”,数据将不被保存。

(4) 打印

1) 打开“Presentation”菜单选择“Plot”,屏幕上将出现“Plot Layout”,设置打印形式。

2) 选择“Preview”预览打印。

3) 选择“Print”开始打印。

7. CBH-1550G 水平层流洁净工作台标准操作规程

(1) 带钥匙的开关控制装备的总电源,开启后红色电源指示灯应点亮。其余 4 个按键开关,分别为风机、照明、灭菌及供电。

(2) 运行在不低于 10 000 级净化环境中,以保证高效过滤器的使用寿命。

(3) 洁净工作台在使用前后应使用 75% 乙醇擦干净:清洁应从内向外,包括工作台表面及工作台顶和侧壁。清洁时应注意不要弄湿风罩和高效过滤器。

(4) 在正式使用前应先开机 30min,并开启紫外线灭菌灯照射 30min。

(5) 操作者须穿戴洁净室工作服和口罩,必要时戴橡胶手套,进入无菌室,关闭紫外灯。然后开始无菌操作。

(6) 无菌操作所用设备、材料、器具等应装入洁净容器内运输。

(7) 避免把物体放置过于靠近高效过滤器,所有的操作应在洁净空间(离洁净台边缘 10~15cm)内进行,不要把手腕、手臂、肘部放置在台面上。

(8) 操作时,严禁做发尘量大的大幅度动作,如搔头、快步走动等,操作中头和手尽量放在样品的下风侧。应严格遵守无菌操作规则,手应避免接触无菌部位。

(9) 高效过滤器和物品间的气流不应受任何物品的干扰,操作中应使用不易发尘的圆珠笔书写。

(10) 操作中如有污染物残留工作台面时应及时清理,工作台面为不锈钢制品,清洗时应注意确保不受损伤,以保证长期使用和保持其美观。

(11) 操作结束后,将样品、材料和器具等存放妥当,再关闭工作台电源。

(12) 定期进行性能检测。如操作区气流速度、洁净度等,发现问题,应立即检修。

(13) 风机及其下侧钢板、后侧门板是静压箱体的组成部分,出厂时是经严格密封处理的,应保持其密封性能,操作者不得松懈或拆除这些部件的螺钉。如有特别需要,必须由专业人员进行相应处置。

(14) 本净化操作台前端脚轮带有刹车装置,就位后应立即使该功能键下压到位,以免操作时装备移位。

(15) 避免任何物质溅入高效过滤器,高效过滤器一旦被弄湿,很容易产生破损及霉菌滋生。

8. 电烤箱标准操作规程

(1) 插上电源插头,打开电源开关。

(2) 将调节钮置于比所需温度略低的位置。

(3) 10min 后将调节钮置于所需温度。

(4) 将需要烘烤的物品放入箱内。

(5) 至规定时间关闭电源开关,拔下插头。

9. 隔水式电热恒温培养箱标准操作规程

(1) 开启电源前,应先将给定指示盘左旋到底,使盘上指示红线校正于最低给定值——右下方的起始圆点。调节控温给定指示盘至所需控制温度值。

(2) 打开电源开关。

(3) 将物品放入培养箱内。摆放不宜过于拥挤,以利气流畅通,使物品受热均匀，再关上内外门。

(4) 将培养箱顶风盖略开大些，使箱内湿气向外排出。

(5) 当控温给定值高于实际温度时，加热回路接通即白灯亮；当控温给定值低于实际温度时，加热回路断开即红灯亮。红白指示灯交替亮灭时，表示培养箱运转正常。

10. LB-2B 崩解时限测定仪标准操作规程

(1) 将吊篮悬挂于金属支架上，将盛有水或人工胃液等介质的 1000ml 烧杯放入水箱中，水箱中可盛放略低于 37℃温水，再调节水位高度和吊篮的吊杆高度，使吊篮上升时的筛网在水面下 25mm 处，下降时距烧杯底 25mm，然后取下吊篮备用。

(2) 开启电源开关→电源指示灯亮→开电热开关→电热指示灯亮→水箱开始加热，控温数字屏数字显示为水箱实际温度值→根据实验要求设定预置温度（本仪器预置温度为 37℃）→进行自动恒温，并保持恒温精度。

(3) 当按下预置按钮时，数字屏显示数字为控温的预置温度。可以根据实验要求自行设定预置温度，预置设定范围为 36.5~41.5℃。

(4) 预置设定方法为：按下预置按钮的同时调节微调电位器旋钮并观察数字屏数字的变化，直到调节到所需的温度值后，放开预置按钮，数字屏又显示水箱实际温度值。

(5) 按照《中国药典》，进行崩解时限检查；取药片 6 片，分别置于吊篮 6 支玻璃管中，加入挡板（V 型槽上端向上，尖端向下）将吊篮悬挂于金属支架上。开启电机开关，此时，电机上下往复运行即可进行崩解时限测定。

(6) 照明开关控制仪器配备的照明日光灯管，根据需要开启。

(7) 仪器配备的数字式电子钟调节方法：仪器通电后→按下“快调”或“慢调”按钮→调校时间→按下“闹显”按钮，再同时按下“快调”或“慢调”按钮→调至显示屏上变化的数字为需“报闹”的时刻→即先放开“快调”或“慢调”按钮→再放开“闹显”按钮。

(8) 当时间与预置报警时间一致时，电机自动停止运行，并伴蜂鸣器报闹可持续 59min。按下“止闹”钮，停止报闹，电机又继续运行。

(9) 使用注意事项

1) 使用前清查各插件是否牢固可靠。

2) 严禁水箱内无水进行加热，并严禁将高于 50℃的水注入水箱内。

3) 向水箱内注水时，应避免将水洒到机箱内。

4) 加热器、温度计、温度传感器均属易碎材料，使用时防止碰撞、冲击。

11. ZJ-TFG-12 型通风柜标准操作规程

(1) 开机前对通风柜工作区面及外壳进行认真清洁处理，去除表面尘积。

(2) 接通电源,根据需要选择所需风速(本通风柜使用无线遥控控制系统:A为总开关,B为高速风量,C为低速风量,D为照明灯)。

(3) 开机5min后可进行实施正常操作使用。使用过程中,操作门不得完全关闭,应保持能进风状态中。

(4) 使用后关闭总开关,断开电源,并将操作门封闭,以防尘土进入操作区面。